中国工程科技论坛

智慧医疗与医疗资源优化配置

ZHIHUI YILIAO YU YILIAO ZIYUAN
YOUHUA PEIZHI

U0332946

高等教育出版社·北京

内容提要

为贯彻落实党中央、国务院关于深化医药卫生体制改革的相关部署，中国工程院围绕医改的重点和难点组织开展"全民健康与医药卫生事业发展"重大战略课题研究，其中"医疗机构与卫生资源配置"研究是主攻方向。 为此，以"智慧医疗与医疗资源优化配置"为主题，举办了 2015 年第 209 场中国工程科技论坛，并形成该专家报告集，深化了对医学的理论认知，指明了"互联网+"时代医改的方向。 本书主要分为四部分，第一部分介绍了论坛的基本情况和与会院士、专家的主要观点。 第二部分收录了与会院士的发言报告，对医学与科学、大数据应用、中国医疗体系建设、医学创新变革等方面做了深入浅出的阐述和真知灼见。 第三部分吸纳了专家的主题报告，分享了初级诊疗、分级诊疗、过度医疗的伦理学、德国医疗改革经验、合肥市第一人民医院发展历程等领域的先进做法和典型经验。 第四部分采用了研究人员的专题报告，分别对分级诊疗、绩效评价、医疗质量、医疗安全、信息化建设、中医学科建设、公共健康、穿戴设备、医用机器人等方面做了前瞻性研究。

本书是中国工程院"中国工程科技论坛丛书"之一，荟萃了国内外专家学者在医疗哲学与管理领域前沿研究的观点。 可供医疗管理方面专家学者参阅，也可作为医疗管理研究生参考用书。

图书在版编目（ＣＩＰ）数据

智慧医疗与医疗资源优化配置 ／ 中国工程院编著.
－－ 北京 : 高等教育出版社，2016.9
（中国工程科技论坛）
ISBN 978-7-04-044487-2

Ⅰ. ①智… Ⅱ. ①中… Ⅲ. ①医疗卫生服务-研究-中国②医疗卫生服务-资源配置-研究-中国 Ⅳ. ①R199.2

中国版本图书馆 CIP 数据核字（2015）第 308780 号

总 策 划	**樊代明**		
策划编辑	王国祥　黄慧靖	责任编辑	朱丽虹
封面设计	顾 斌	责任印制	田 甜

出版发行	高等教育出版社	网　　址	http://www.hep.edu.cn
社　　址	北京市西城区德外大街 4 号		http://www.hep.com.cn
邮政编码	100120	网上订购	http://www.landraco.com
印　　刷	北京人卫印刷厂		http://www.landraco.com.cn
开　　本	787mm × 1092mm　1/16		
印　　张	14.25	版　　次	2016 年 9 月第 1 版
字　　数	260 千字	印　　次	2016 年 9 月第 1 次印刷
购书热线	010-58581118	定　　价	60.00 元
咨询电话	400-810-0598		

编辑委员会

目　录

第一部分
综　述

综　述

一、论坛概况

推进基本公共服务均等化是政府的主要职责,是维护最广大群众的根本利益、提高党的执政能力和实现国家的长治久安的制度保障,是全面建成小康社会和实现中国梦的前提和基础。其中,医药卫生体制改革是重点和核心,又是难点和焦点。没有全民健康就没有全民小康。经过长期的发展,我国已经建立了覆盖城乡的医疗卫生服务体系。但是,医疗卫生资源总量不足、质量不高、结构不合理、服务体系不协同等问题依然突出。与此同时,在全球新一轮科技革命和产业变革中,以云计算、物联网、移动互联网、大数据为代表的新一代信息通信技术加速与医药卫生事业融合发展,已成为不可阻挡的时代潮流。要围绕"四个全面"战略布局,以公平可及、群众受益为出发点和立足点,充分利用信息化手段,促进优质医疗资源纵向流动是深化医药卫生体制改革中面临的一个重要课题。

2015 年 7 月 15 日,由中国工程院工程管理学部、中国人民武装警察部队总医院、清华大学经济管理学院、清华大学医院管理研究院共同承办的第 209 场中国工程科技论坛"智慧医疗与医疗资源优化配置"在清华大学举办。德国柏林工业大学 Thomas Kersting 教授,美国约翰·霍普金斯大学公共卫生学院教授、初级诊疗政策研究中心主任石磊玉,中国工程院副院长樊代明院士、郑静晨院士、邬贺铨院士、孙永福院士、刘耀院士、黄维和院士,北京协和医学院校长、中国科学院曾益新院士等 7 名院士,清华大学程建平常务副校长,中国工程院三局高战军副局长,天津市第一中心医院院长沈中阳教授,中国研究型医院学会会长王发强将军,原中国食品药品监督管理总局边振甲副局长,中国医院协会高宜勤副会长,首都医科大学附属北京天坛医院王晨院长,煤炭总医院王明晓院长,北京电力医院林方才院长,合肥市第一人民医院戴夫院长,清华大学医学院中国健康领导力中心周生来院长,原北京友谊医院刘建理事长,新疆医科大学第一附属医院温浩院长,新疆生产建设兵团总院匡正隆院长,北京市朝阳区第三医院徐唯院长等领导,此外还有国内工程科技和医疗管理专家、学者,医疗、信息和金融产业的管理者、创业者等出席了本次论坛。中国工程院樊代明院士、郑静晨院士,清华大学程建平常务副校长,中国研究型医院学会王发强将军分别在论坛开幕式上致辞。

论坛以"智慧医疗与医疗资源优化配置"为主题，聚焦可持续发展的医疗卫生秩序和基于人文、医学模式的现代医学卫生服务体系，家庭医生、医疗集团和智慧平台等角度探讨有效控制成本、提高效率、提升质量和促进公平的卫生资源配置方式，助力中国工程院重大工程项目，为决策提供智力支持。

在论坛交流中，共有 9 位院士、专家分别做了精彩的学术报告。上午的论坛由清华大学经济管理学院党委副书记朱岩教授主持，樊代明院士、邬贺铨院士、曾益新院士、郑静晨院士分别做了"医学与科学""大数据在智慧医疗的应用""以'网络化'促进中国医疗体系建设""创新领导变革的艺术"的报告。下午的论坛由清华大学医院管理研究院副院长薛镭教授主持，石磊玉（Leiyu Shi）教授、廖新波巡视员、Dr. Thomas Kersting（托马斯·克斯廷博士）、戴夫教授分别做了"初级医疗中的创新实践"（Innovative Practices in Primary Care Delivery）、"分级诊疗的三项基本原则""德国医疗改革经验""从'医院集团'到'集团医院'——合肥市第一人民医院'量变'到'质变'的发展新探索"的报告。

二、主要观点

经过一天的报告和研讨，第 209 场中国工程科技论坛"智慧医疗与医疗资源优化配置"主要形成如下观点。

（1）医学不等同于科学，医学发展有自身的复杂性。

医学与科学的差异性主要体现在历史、对象和目的三个方面。从历史上看，医学是 1500 年前提出的，要早于科学。从研究对象来看，医学研究的是知人扶生，科学研究的是格物致知。从目的来看，科学研究物品制造到事物的普遍性，即客观规律，而医学更多强调人体的不同性。医学与科学的差异性具体表现为，个体与群体、体外与体内、外环境与内环境、结构与功能、局部与整体、微观与宏观、静态与动态、瞬间与长期、直接与间接、必然性与偶然性、生理与心理、客观与主观、数据与事实、证据与经验、因果与相关、科学与伦理、理论与实践等十七个方面。建议从以下四方面推动医学发展。一是用科学理论帮扶医学，但不能用之束缚医学。二是用科学方法研究医学，但不能用之误解医学。三是用科学数据助诊疾病，但不能用之取代医生。四是用科学共识形成指南，但不能用之以偏概全。

（2）医疗大数据来源广泛，并在医疗保健、临床诊断、远程监护、药品研发、医疗定价付款、商业模式、早产预测及早产儿护理、出生缺陷防控、癌症、精准医疗、流行病预测、医疗费用估算等领域得到应用。但是医疗大数据发展仍面临一些问题：一是个性化医疗技术难度。二是精准医疗的高成本。三是标准化。四是大数据不一定是好数据。五是数据开放与隐私保护。六是法律滞后。七是人才问题。八是安全问题。九是需要国家战略。数字医疗成为医疗大数据的重要源泉,中国有全球最多的病例,我国将产生全球最大量的医疗数据。对医疗大数据的挖掘是智慧医疗的重要支柱,对于改进医疗诊治服务、提升医疗效率、降低医疗成本、提高全民健康水平都具有重要意义。目前大数据技术还处于起步阶段,需要重视对医疗大数据的开发及管理,推进智慧医疗和智惠医疗。

(3)我国医疗事业面临的形势是,人民群众对健康高度关注,成为民生的主要问题;健康不仅是消费支出,同时是个产业;刚性医疗需求持续增长。目前,主要问题表现为:一是医疗资源配置不均衡,大医院、中心医院人满为患 ,"看病难、看病贵"的问题仍然突出。二是医疗卫生服务的公平性和可及性差,基层地区、西部地区、边远地区医疗服务技术水平低,"强基层、保基本"的任务非常艰巨。总体而言,资源总体不足、资源分布不均、服务体系不健全等问题并存,发展与改革必须同推进。世界卫生组织(WHO)已经非常明确地提出了应对变化的方法。在具体策略方面,一是重心下移。网络化服务体系、全科医师服务团队的建设,是整个基层网络和服务体系的基本重点。二是重心前移。加强预防为主和健康管理。三是重心内移。不只关注疾病,并且要关注心理。

(4)创新是医药卫生发展的重要推动力。采用望闻问切方法,来把脉我国医药卫生领域的创新。针对提出的问题,提出我国医药卫生领域创新发展的设想。

医疗资源配置不合理,之所以成为世界性难题,主要在于,一是医疗机构总量不少但贫富失衡、分布失衡;二是医疗机构框架较全但发展不均衡;三是医生不合理流动;四是医院分级而患者就诊不分级;五是医院补偿机制不健全和"以药养医";六是医疗保险水平低、公平性差,管理体制不健全;七是大型设备分布失衡,采管制度落后;八是医疗信息孤岛难以打破。针对上述八个问题的症结所在,应强调以患者为中心,从机制、人才、管理、文化四个方面,按照三个维度进行创新。一是从点到面,释放人力资源能量,即发展健康家庭医生。二是从横到纵,再造机构运行新模式,即建设健康医疗集团。三是从地面到云端,提高资源效能,即推动健康云医院。在救急领域,创新打造以五项救治技术为基石的医学救援新模式。

(5)主要介绍美国的基本医疗体系,以及对中国的借鉴。

世界卫生组织从可及性、可承受和首诊制三个方面给出了基本医疗的定义。因此,基本医疗应具备首诊、长期、综合、协调四个特性。美国约翰·霍普金斯大学基本医疗政策中心从成人、儿童、医师、机构、体系五个方面制定了基本医疗评估工具相关版本,目前在34个国家得到应用。有研究表明,基本医疗与人口寿命、医疗费用、过早死亡等均有关系。在美国,基本医疗主要是管理医疗控制经费,手段包括以社区为导向的医疗体系、整合式医疗体系、改变就医行为、责任医疗组织、以患者为中心的医疗之家、医疗信息技术、远程医疗、医疗亭等。高效医疗服务体系取决于财务、组织、提供和运转。

(6)分级医疗是医药卫生体制改革的关键,其中与医生的就业模式有非常密切的关联。

现阶段,分级医疗诊疗制度遇到了较大的阻力,一是传统的就诊观念的影响;二是健康教育欠缺导致健康素养不高;三是财政补偿机制不足导致医院走向市场;四是政策导向运行机制畸形,服务价值贬值,医疗行为扭曲,马太效应加重资源两极分化;五是错误的政绩观和医改观;六是基层医疗机构的专业技术水平相对较低,难以"取信于民",影响分级诊疗制度落实。实施分级医疗的关键因素是医保资金、医疗机构和医疗质量,政府在制定报销原则之后可采用三种办法,一是加强社区医疗机构基本硬件建设;二是提高社区医疗机构的服务能力;三是大力推进医生多点执业,甚至使医生成为"社会人"。"多点执业"只是医生走向社会人的突破口,必须开展包括观念在内的综合改革。办医、管医、行医、就医的突破口可能在于,建立独立第三方医生工作室、独立第三方检查检验机构和网络全科医生。

(7)德国的医疗卫生体系比较复杂,联邦立法机构对整个医疗保险系统进行立法,卫生部作为唯一的行政机构对整个医疗卫生系统负责。医保系统主体包括牙医、门诊诊所、医院三部分。此外,还有120多个疾病管理基金。

德国的疾病保险法,是在1883年俾斯麦颁布。德国的社会医疗保险系统,是按工资的比例缴纳保险金,雇主和雇员各出一半的保险金。首先它是强制保险,保险金是税前工资的14.6%,雇主和雇员各出一半。员工如果每年收入少于5万欧元,必须参加该保险。如果每年收入高于5万欧元,可采用SHI强制的保险,或者采用THI。德国医疗保险系统总共有3000亿欧元,60%是社会医疗保险部分。德国大概有三种类型医院:45%的公立医院、40%的非营利医院、15%的私立医院。医院系统有一个双重支付的原则。一部分由资本性成本减去资本性支出,这部分由联邦政府支撑。从1948年以后,整个系统基于每天的成本和收入运行,医院按天计费。德国的医院从2003年开始运转DRG系统。2015年德国会完成电子医疗保险卡的测试,用于参加SHI公立保险的所有人,最终目标要实现跨部门的联合。

(8)合肥市第一人民集团医院(以下简称"集团医院")在发展中,以信息化为平台,以标准化管理为抓手,以绩效考核为手段,通过建设信息化平台,将院内信息孤岛联通起来,将大量数据进行整合利用,在区域化集团医院范围内医疗信息共享,初步实现了提高医院管理效率、精准服务流程、提升综合绩效的目标。

集团医院在发展过程中对医院管理理论创新和发展,在主题、思路、战略、模式等方面形成了 26 套理论体系,对医院战略管理起着重要的指导作用。集团医院以信息管理互联网+为主线,建设 OA 系统实现组织管理科学化,建设 CDR 集成平台实现系统管理标准化,建设 HERP 系统实现运营管理精细化,建设人力资源系统、薪酬管理系统实现运行管理机制化。并提出几点思考:一是集团医院与医联体。集团医院利用院内数据平台中心建成云医院体系。而医联体因为不是一体化管理,会诊、转诊服务与协同体系架构搭建需要大医院付出更多精力。二是互联网+与信息安全。互联网+医疗的核心是数据、是信息、是安全。医院目前都是各自建设,投入无法与网络巨头、银行等相比,信息安全令人担忧。三是智慧医疗任重道远。互联网+医疗能否改变传统的医疗模式,缓解看病难和看病贵的问题呢?目前各医院对信息建设和互联网应用都持积极态度,但道路依旧漫长。

三、论坛意义

智慧医疗与医疗资源优化配置是医药卫生体制改革的重要内容,是实现人人享有基本医疗卫生服务目标的支撑和保障,是医疗卫生服务体系发展的重要方向。通过本次论坛的深入研讨,提出了探索性的医疗卫生发展思路,为"十三五"期间乃至未来一段时期医疗卫生事业的发展指明了方向。顺应互联网+发展大势,针对医药卫生体制改革中的矛盾焦点,探索发展智慧医疗与医疗资源优化的路径和方法,是推动医疗卫生服务模式和管理模式深刻转变的重要命题,也是医改不断深化的重要手段。目前,贯彻落实《全国医疗卫生服务体系规划纲要(2015—2020 年)》《国务院关于积极推进"互联网+"行动的指导意见》等战略部署,推动智慧医疗发展与医疗资源优化,还需要在标准、人才、政策、金融、法律等方面开展更加深入的研究。

第二部分

院士主题报告

医学与科学

樊代明

中国工程院

一、引言

医学是什么？从 40 年前学医我就开始思考这个问题,但一直未得满意答案。不过还是有些进步,但有时豁然明了,可又迅即转入糊涂。至今,我不能明确地说出医学是什么,但我可以说它不是什么了。依我看,医学不是纯粹的科学,也不是单纯的哲学,医学充满了科学和哲学,但还涵盖有社会学、人学、艺术、心理学等等。因而,我们不可以笼统地用科学的范律来解释医学,也不可以简单地用科学的标准来要求医生。正如古人所言:"夫医者,非仁爱之士,不可托也;非聪明达理,不可任也;非廉洁善良,不可信也。"

众所周知,医学要比科学起源早。科学一词的出现也才 1000 多年,而医学已有数千年甚至更早的历史。因此,应该是医学的积累、进步以及需求催生了科学。在中国古代,与科学相当的词汇是格致,"格物致知"做的是格物,其研究对象是物。而医学研究的对象是人,尽管有人物的说法,但不等同于物。人物人物,除了物以外,核心是人。医学研究的是"知人扶生",知人当然需要格物,科学上只要格物就可致知,但医学上只有格物难以知人,更难以扶生。因此,将医学视为科学的一个分支或隶属于科学、服从于科学,甚至把医学视为医学科学的简称,看来是不恰当的,甚至有失偏颇。科学研究的是世界各种现象的本质及变化规律,其结果具有高度的普遍性。医学研究的不仅是疾病的本身(或其本质),而且要研究疾病这种现象的载体,即有着不同生活经历和生理体验的活生生的人,要研究人体各种机能的本质和进化规律。因此,医学不仅重视事物高度的普遍性,而且重视人体结构、功能及疾病的异质性或称独特性。医学是通过长期大量不间断的理论探索和实践检验,最终形成最大可能适合人体保健、康复和各种疾病诊疗的知识体系。

因此,医学要远比科学复杂。表现在人群的异体性、人体的异质性和疾病的异现性。俗话说,"人与人不同,花有几样红。"就以疾病为例,据经典医学书籍记载,现有病种已达 40 000 种之多,加之不同疾病有不同的分期和分型,而且又发生在不同人群或不同个体身上，这就构成了医学的更为复杂性。因此，众多的事件发生在不同的时间和空间，加之人群的异体性、人体的异质性和疾病的异现性，这就构成了医学远比科学的复杂性。针对这种既有普遍性又有独特性所构成的复杂性，我们认识医学就不能千篇一律，对待病人更应因人而异、因时而异、因地而异，正像特鲁多医生所说的那样：有时去治愈、经常去帮助、总是去安慰。

医学关乎生命。什么是生命？从哲学上讲，生命本身不是物质，而是物质的特殊表现形式。如果说生命是物质，按科学的说法，即"物质不灭定律"，那生命就不会死亡。因为活的生命体是物质，死的生命体也是物质，那么物质都还存在，死的又是什么呢？如果说生命体死的那个生命是"物质"，那么通常要有质量。显然我们目前无法找到这种"生命物质"，也就不能回答生命究竟是什么的问题。生命相对于它所承载的物质而言更加难以捉摸，生命现象是目前人类最难解释的奥秘。医学研究的对象恰恰是持有这一高级生命形式的人类及其组成形式，而科学研究的对象则并非是如此高级的生命形式，甚至是无生命的普通物质。科学研究再复杂，最终的定律是"物质不灭"，而医学除了物质不灭外，更要回答为何"生死有期"。

科学可以按照已奠定的精确的理论基础去分析甚至推测某一物质的结构和功能变化，但医学目前由于对生命本质的无知，故多数的理论和实践还是盲人摸象、雾里看花。正如一位哈佛大学校长在医学院开学典礼上所讲，"同学们，十年以后你们可以发现，我们现在教给你们的东西，一半是错的"。当问及为何教错的知识给学生时，回答是因为我们现在还不知道什么是对的、什么是错的。如果只用生命的载体——物质去推测生命的本质，必然存在更多的猜测和假设。

显然，在生命起源奥秘没被揭示之前，所有关于生命现象本质的解读和认识都是狭义、片面和主观的，充满了随意性。对生命的思考和解读，中医和西医充满分歧，甚至南辕北辙，其实这并不奇怪，实际上是观察角度不同所致。西医的整个体系是建立在科学基础之上的，所以常有医学科学的提法。中医的整个体系是建立在实践经验的归纳分析和总结之上的，所以不常有中医科学的提法。二者各自都有优势和局限性，西医和中医辩争的焦点就在这里。双方对科学和经验的重要性都无异议，但对经验之科学或科学之经验，则认识迥异，这恰恰说明了医学和科学的区别。中医从整体辩证去看，用经验解决了医学的一些问题，但解决不了医学的全部问题。西医从分析还原去看，用科学解决了医学的一些问题，但解决不了医学的全部问题。实际上是观察角度不同，就像观察一个带襻的杯子，站在不同的角度去看，结果是不一样的，其实有襻无襻并不重要，关键是要看这个杯子能否装水，能装多少水，这是本质。如果这个杯子底是漏的，作为杯子，功能没有了，那还有用吗？

医学,特别是临床医学,说到底是做两件事,一是治病;一为救命。二者相互关联,但也有些差别。治病是"治"物质,是以物质换物质,或以物质改变物质;而救命不是"救"物质,救命是在调节物质表现的特殊形式,以确保这种形式的正常存在。这就是我们中医所说的整体中的平衡,或西医所说的内环境的稳定(homeostasis)。这一点总体概念相似,但中医说得宏观一些,而西医则微观得多。西医的 homeostasis 包括物质组成成分的恰当及其所形成功能的适当,前者多了不行,少了也不行;后者强了不行,弱了也不行。物质组成的恰当可以保证整体功能的适当,这样生命就存在。当然也不尽然,因为还受体内、体外整体调节的影响。因此,如果说科学是无所不能的,我们可上九天揽月,可下五洋捉鳖,我们可以创造"千里眼、顺风耳",但医学是有其局限性的,好多事情用科学的理论或办法是做不到的。人总是希望越来越好的结果,但生命却是一个越来越差的过程,医学不是万能的,医生是人不是神。所以,人类对医学和科学的要求应该是不一样的(图 1)。正如伊壁鸠鲁所说,"活得幸福和死得安详都是一种艺术"。

医学	≠ 历史	科学
早	历史	晚
知人扶生	对象	格物致知
独特性 因人而异 因地而异 因时而异	目的	普遍性 放之四海而皆准

图 1　医学与科学的异同

二、关于医学与科学的异同,我想从 17 个方面谈谈如下观点

(一)个体与群体

医学在发源初期,是从一个又一个人体诊疗的实践中获得个别成功案例,然后将其逐渐应用到更多个体(即群体),由此逐渐积累汇成经验。为获取这样的经验,无论是西医还是中医,那时都充满了艰辛和危险,曾经付出了无数血的代价,甚至生命。那时的贡献者多为病人,当然也有医生。进入现代医学阶段,无论对疾病的流行病学调查,还是做临床药品或疗法的试验,只要经过伦理委员会批准,就可以放到人群中去直接研究。这与长期以来那种个案研究方式相比,的确大进了一步,这在科学上是可行的,是正确的。但是由于受到疾病谱、伦理学

及经费的影响,受试对象的数量和观察的指标依然是十分有限的,依然是小群体,依然是抽样,还不是大样本或全样。因而,所获数据的代表性是十分有限的。众所周知,抽样有点像抽彩票,能抽到的人只有极少数。如果把从小样本中得到的结果,放大到大人群中去应用,难免会发生不良后果,甚至是灾难。

　　比如一个新药放到临床去做试验。在某种疾病的治疗组获得了70%的疗效,应该是一个不错的药。但问题是在没有用药的对照组也有30%的受试者"有效"(自愈),同时,治疗组中还有30%的受试者,用药也没效。正确的判断是70%减去30%,只剩40%左右有效(图2)。临床试验中,大多数药品都呈现出这种现象,1/3用药有效,1/3不用有效,1/3用也无效。可临床现状是常将仅为1/3有效的药用于100%的病人中去治疗。那为什么不能仅将药品用到那只有用药才有效的1/3病人中呢? 因为我们并不知道哪些是那1/3的病人,哪些是另外那2/3的病人。医用统计学,从数学讲,或从科学讲,这个循证医学方法是很科学的,可将其用到临床中去就会出现偏差,甚至错误。未来的临床试验方法应该是找到适应症,即给用药有效的那部分病人用药,对不用药有效的那部分病人和用药无效的那部分病人不要用药。循证医学作为一种科学方法是正确的,但引入医学领域来用,实际上是将带有显著异质性的大量个体看成是同质性人群,从中收集到的结果再用简单的百分比去求算,因而发生错误。其原因是它没有考虑到如下的情况。

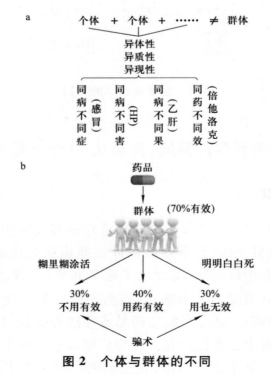

图 2　个体与群体的不同

1）异质性导致同病不同症

同样是感冒，甲为发热，乙为头痛，丙为咳嗽。既然是一种病都开一种药就好了，其实不然，我们得根据不同的人开不同的药，这叫同病异治。

2）异质性导致同病不同害

同是幽门螺杆菌 Hp 感染，按道理应全部根除。可 Hp 分 CagA 阳性株和阴性株，前者与胃癌相关，胃癌发生率比阴性者高 2 倍，应予根除；而后者在正常人多见，而且根除后近端胃癌发生增多，所以 Hp 感染无症状者不应根除。

3）异质性导致同病不同果

同是乙肝病毒感染，按理皆应抗病毒治疗。但有的可以自动清除，达到自愈；有的终身带毒，但不发病；有的很快发病，且向肝硬化进展，甚至发生肝癌。因此，对乙肝病毒感染者，是否抗病毒治疗应区别对待。

4）异质性导致同药不同效

同是高血压或心动过速，用倍他洛克治疗，有人用 25 mg 就见效，但有人用 250 mg 却没效果。因此对高血压，尽管是同一种疾病应该选用不同的药品治疗。

（二）体外与体内

医学是直接为人体服务的。从逻辑上讲，或按科学的要求，任何试验和疗法都应在人体内进行才最真实。但我们不能这么做，因为涉及伦理和人道问题。因此，任何疗法在进入人体前，都应该在人体外得到证实。人体外的实验包括实验室研究和动物体内实验。

实验室研究是将生物体内的器官、组织、细胞或细胞中的某些成分，置于人工的环境，观察人为的干预因素对其功能活动的影响。这种实验容易控制条件，也容易深入到分子水平，有助于揭示生命现象中最为本质的基本规律，或最原始的基本规律。实验室研究的优点是：① 环境因素可控；② 可排除其他相关系统如内分泌、神经、免疫系统等的相互作用；③ 每一剂量水平可用大量的标本，如组织细胞等；④ 试验批间的误差较少；⑤ 可同时或多次上样或取样；⑥ 可直接用人体细胞做实验；⑦ 减少费用；⑧ 减少人体试验的成本及风险。这用科学的规范和要求是十分满意的。但是，由于研究对象脱离了整体，所处的环境也发生了很大变化，试验结果与体内的真实情况相比可能发生很大差异。其主要缺点是：① 分子在细胞内的反应与在整体系统内有差异，从实验室的研究结果难以外推成体内的结果；② 缺乏人体其他系统的调节或调控作用。比如癌细胞或细菌在体外检测发现有耐药现象，但同样的药品进入人体内表现为有效，并无耐药发生；③ 实验室研究一般为静态结果，难达长期维持生理状态的要求，因而对长期的临床价值评估意义可能不大。综上所述，体外的科学试验结果在人体的医学价值不能等同，只供参考。比如，在医药制药行业，在实验室证实 10 000 个化合物对某种疾病有效，但真正进入人体有效者只有 1 个，是万里挑一。又比如在肿瘤研究方面，我统计了过去一年在国际期刊正式发表的论文，其中约 80% 是以癌细胞为研究对象的，其实癌细胞并不等同于癌，且在体外已经传代培养数百甚至数千代。特别是癌细胞建系时是在人为筛选条件下获得的，即临床病人的癌细胞能在体外培养成活并长期传代成系者仅为 20% 左右，不是所有病人的癌细胞都可以建系的，这就出现了一个人为筛选问题，因为在体外不能传代的癌症病人患的也是癌，所以这 20% 的癌细胞系代表性不强，不能代表 100% 的病人。再比如，有的研究组在一本国际顶级期刊发表了一篇论文，工作之杰出，受世人所瞩目。但遗憾的是他们发现的基因只在 40% 左右的癌细胞系中存在，即 20% 中的 40%，也就是只在 8% 的在体肿瘤有表达。而且这 8% 的癌细胞系已在体外传代了很多年，可见其代表性之差。后来别人把他们的实验结果拿到人体肿瘤去研究，果不其然，没获得什么好结果，在实验室获得的惊人的科学结果放到医学上其实成了人为结果。

动物试验可视为体内试验，但只是在动物体内的试验。因为动物有别于人类，与人体内试验相比，依然是体外试验，即在人体以外的试验。在动物中获得的结果放到人体未必可获同样的结果。一个药品在动物体内有效，未必在人体内有效。其主要缺点是：① 医学是针对人体个体的实践活动，人体个体的复杂性、特殊性和代表性（或统称异体性或异质性）是动物种群难以模拟的，比如，我们可以用一群异质性不大的动物，甚至是同一父母所生的兄弟姐妹，但这在人体试验（或临床试验）中是难以实现的；② 目前建成的几乎所有疾病的动物模型都是人工的或人为的，不能完全代表疾病的真实状态，有些人体疾病是由生物因素引起的，而我们的动物模型常用化学方法来制造，比如肝硬化是由肝炎病毒引起的，而我们常用四氯化碳诱发动物的肝硬化，殊不知病毒性肝硬化是很难逆转的，而四氯化碳诱发的肝硬化一旦停用四氯化碳动物的肝脏很快就恢复正常。谁都知道人体的疾病通常是病体中的病灶，而模型则是健体中的病灶；③ 人体发病是多因素造成的，包括多基因、多阶段，这在动物是难以复制的；④ 人体疾病除了生理因素外，还有社会心理因素，后者在动物试验中是无法实现的。比如人们经常在动物身上观察肿瘤生物学特性，这在过去一年全球肿瘤研究文献中大约占了 5%，但是人体的肿瘤移植给自然动物是会遭到排斥的，而动物本身生命期短，自己很少长成自然的肿瘤，于是人们用化学致癌剂在动物体内诱发肿瘤。试想用那么强的致癌剂处理动物，在 10 天半月内长出的肿瘤与人体经年累月长成的肿瘤是一样的吗？在这样的动物模型观察到的致癌机制或治癌效果在人体中能重复能利用吗？当然我们可以用免疫缺陷的动物（比如裸小鼠）接种人体肿瘤，但难以实现原位接种，于是人们就采用异位接种，比如将人的胃癌接种到裸鼠的臀部。但是，人胃癌的引流血液是要经过肝脏再回到心脏，再向全身分布，而老鼠臀部的血液是直接回到心脏的，这些未经肝脏处理的血液或其中所含的癌细胞与人体肿瘤自然发生状态是不一样的，不仅血液流向不一样，经过的淋巴系统也不一样，因而是难以模拟人体内状态的。因此，所有体外实验，包括动物体内的试验所得的结果，它们是科学的，但用到人体，用到医学都只能是做参考，不然我们把科学的结论直接引入临床实践是会出问题的。难怪在药品试验中，体外有效的 10 000 个化合物，引入动物体内有效者只有 250 个左右，这250 个引入人体有效者仅为 50 个，从动物到人只有 20% 或 10% 的结果可以重复，所以要正确看待体外实验包括动物试验的正确性（图 3）。

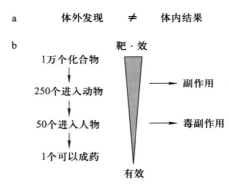

图 3　体内与体外的不同

　　即使是人体内的试验，因为人与人不同，存在明显的异体性或异质性。正如前所述，多数药品进入人体对某种疾病都是 1/3 有效，1/3 不用这种药品也有效（自愈），1/3 用药也没效。我们必须全面分析体外的实验结果。

　　又比如，如何看待药品的副作用。任何药品进入人体不可能只有一种作用，对不同器官或在不同时期对人体的作用都有不同，所谓作用（或称正作用）或副作用的差别，其实是我们的主观选择而已，有时副作用可以成为正作用。比如伟哥就是这样。副作用是我们不要的"附带"的那个作用。另外，对药品的毒副作用的认识也应客观和恰当，因为所有药品都会有一定毒副作用，"是药三分毒"。可还有一句话："有病病受之，无病人受之"，用三氧化二砷治疗白血病就是这个道理。

（三）外环境与内环境

　　人类在地球上生活了 400 多万年，已逐渐适应了地球的变化，这种适应是单向的,只是人类去适应地球,而非反之亦然。人体处于自然界这种外环境中,需要与地球共生,需要与地球不断交换物质。一旦受到地球的不利影响,人体在适应中不断找到平衡,如果这种平衡被打破,就会出现健康问题。

地球环境从来都在不断变化,但是近年来变化太快。汶川地震刚过,海啸来了;SARS(重症急性呼吸综合征)刚过,禽流感又来了。过去要几千年、几百年,至少是几十年才出现的这些天灾,最近几年内我们全遇上了。这种变化给人体已经带来极大的挑战,比如,有些局部地区已有1/5的育龄妇女不孕或不育,也有1/5的病人死于肿瘤,即1/5该生孩子的却生不出来,1/5不该死的却死于肿瘤。有人估计,未来5~10年中国的肿瘤发病率可能会呈井喷状态。如果这两个1/5的比例继续扩大,将会对人类的生存繁衍造成极大的威胁。

自然环境对人体而言是外环境,它的千变万化、它变化的复杂性,将严重影响人体内环境的适应性和协调能力。人体内环境的调节及其对环境的适应与单细胞生物不一样,单细胞生物就是一个细胞的分子变化,比较简单,调节不了就死亡。人体是由大量细胞共同组成的,每一种或每一类细胞通过发育分化,形成了独特的功能,各种独特的功能共同组合完成整体的生命功能。与单细胞生物比较,人体的每一个细胞,其功能发生了特化。特化就是增强了某些,但同时也减少了某些。对减少者来说,那是退化;但对整个细胞来说,这是进化;对整个人体及其生命功能来说,也是进化。人体就像一部复杂的机器,各部件的功能可以通过神经、体液、免疫、内分泌等来进行整体调节,以万变应万变,确保自己的生存与繁衍,确保自己整体结构和功能的不变。其中,年轻人之所以适应能力强,那是因为他们内环境的适应性变化跟得上;老年人为何适应能力也强,那是因为他们在长期的生存中,内环境已获得了适应的经验。而且年轻人的这种适应能力和老年人的这种适应经验,可以通过遗传的方式一代一代传下去。但是,如果自然环境在短时间内变化太快太激烈,或者人体内环境的调节和适应能力跟不上,就会生病甚至死亡。科学认为,内因是变化的根据,外因是变化的条件。但对医学来说,外环境是适应的根据,内环境是适应的条件,当然也可互换之(图4)。

人体内环境与自然外环境间的平衡,需要中介者来协调。可称为中介者的有很多,目前最受关注的是人体微生态。微生态可以说是大自然的使者,更是人类的朋友,它们直接进入人的体腔,并与人类共生,互相进化(co-evolution)、互相适应(co-adaption)、互相依存(co-dependent)。影响人体内环境与外环境平衡的因素也有很多。比如,PM2.5带有大量对健康有影响的细颗粒物质,不易被呼吸道纤毛阻挡,沉积在肺泡影响气体交换,甚至可以进入血液循环损害血红蛋白的携氧能力,加重心血管系统负担,甚至诱发肺癌。

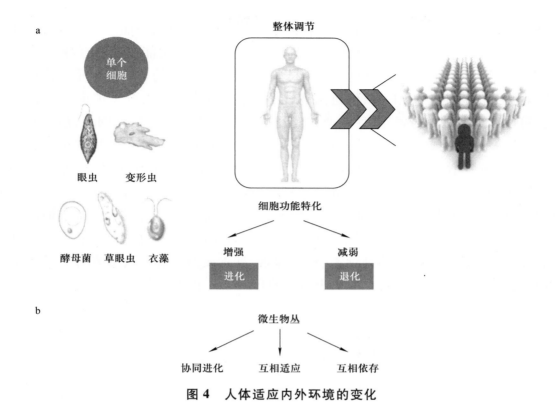

图 4　人体适应内外环境的变化

（四）结构与功能

除生命科学外,其他自然科学研究的多为非生命物质。医学研究的是生命的特殊物质或与生命相关的物质,它不局限于研究物质的结构,更重要的是研究物质的功能。

1）结构构型的多样性决定了生命功能的复杂性

在地球生态系统中,没有一种物质的结构构型有生物那么巧夺天工。生命活动结构和功能的最小单元是细胞。细胞通过细胞膜与外界不停地进行合成和分解代谢。无论是细胞膜、细胞核或细胞器都有着十分复杂而独特的构型,就是这样的构型及相互间的密切配合,形成了各种各样的生理功能。就像一把钥匙开一把锁,只要构型对了锁就能打开,而不管钥匙是铁制的、铝制的、还是塑料制成的。同样,酶和底物、受体和配体、抗原和抗体、密码子和反密码子就像钥匙和锁一样,它们靠构型的巧妙契合,从而实现了所参与的反应具有高度的特异性和高效性。通过科学方法人工合成的催化剂远远比不过生物体内催化酶的催化效率,就是因为人工合成者其构型难达体内原装的构型。另外,体外用科学方法合成的东西总是存在左旋、右旋,总有互为镜像的手性分子。而生物体内所有的核苷酸、绝大部分的氨基酸以及多数脂肪酸,它们都只有手性分子镜像的一面,其另一面的缺失构成了独特生命现象的对称性残缺,这就使得生命系统的结构和功能远比科学来得复杂(图5)。就分子而言,在体外进行科学试验时,通常观察到的是单体分子在执行功能,观察到的肯定是 1+1=2；但进入体内后,这些单体功能大分子能够聚集到一起,可以形成各种信号通路,后者通过广泛作用又形成复杂的信息网络,最后的结果可能是 1+1>2 或 1+1<2。另外,为了实现更多的功能,一种分子构型也可再分成若干有极微小变化的亚型或亚类,最后在生物体内的表现为"同分异构""同构异功"或"同功异构"。"同构异功"指一种结构同时具有多种功能,这取决于所处的环境条件和体内需要。比如糖皮质激素有抗炎、抗休克、免疫抑制、调节糖脂代谢和水盐平衡等多种作用。"同功异构"是指一种功能可由不同结构来实现,如升高血糖,相对应的激素有胰高糖素、肾上腺素、糖皮质激素和生长激素等。具体由谁执行,或由哪几个来执行也取决于当时的环境条件和体内需要。

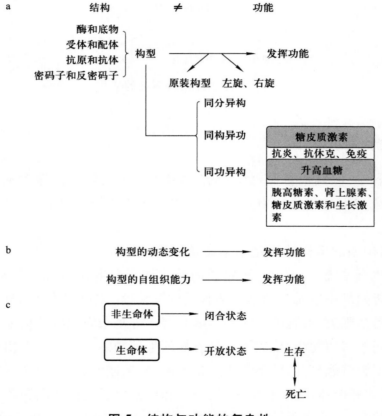

图5　结构与功能的复杂性

2) 有机体结构的构型是动态变化的

不论是宏观或微观,有机体结构的构型是在变化的,比如肺的一呼一吸、心的一跳一停、胃的一缩一张……整体或器官水平的运动又是由微观细胞或分子的构型变化来实现的。关于评价人体器官比如心或胃是在舒张时作功还是在收缩时作功，争论很大。医学工作者多认为是收缩在作功，但搞纯科学的人反对，他们认为是舒张时在作功，正像橡皮筋，是拉长时在作功。人死了胃是收缩的，不作功是收缩状态，所以称僵尸。依我看，收缩与舒张都在作功，其发生可能是细胞和分子的构型变化不同而已。细胞和细胞间质每时每刻都在进行新陈代谢，不仅它们的组成成分处于动态的变化之中，各种蛋白质分子的构型在细胞内和细胞间也在不断变化，这种及时的变构使其激活和灭活在瞬间内顺利完成。这与体外科学研究看到的形态不一样，结构构型的改变都不是孤立发生的；在人体内部，构型改变往往涉及多个相关的层次，或是在细胞、或是在组织、或是在器官。在机体与环境之间，构型的改变往往与环境变化相一致，表现出协调性和适应性，比如天冷了皮肤和肌肉收缩，反之则舒张。

总之，人体各层次、各部分的结构，特别是其构型是发挥各自独特功能的基础，这些结构构型的变化形成了各种功能的多样性，而这些变化的动态性又形成了机体内部与外部环境间的适应性及适应的协调性。结构、构型及变化的动态性又受上一层次的调控来完成，它们相互联系、相互转化，共同完成整体功能的需要。

3）生物体具有对自身结构的自组织能力

有否自组织能力是生命与非生命的区别或分水岭。生命组织系统对其结构具有自组织能力。其中包括自我组织、自我修复和自我更新，这种自我组织功能是生命生理活动和适应内外环境的基础。生命的任何系统空间结构，无论多么有序、稳定，当受到内外界环境的影响时都会发生部分改变，这种部分的改变，虽然对整体组织结构的稳定性有影响或威胁，但它可以增加生命的适应性。外界因素对机体结构自组织能力的影响呈现两个极端，一是当外部影响力很大，超过了自组织能力，就对整体结构构成威胁，并导致功能紊乱；二是外部影响未达影响生命的正常程序，则形成的是一种刺激，通过自组织能力可以形成新的组织结构。当然，如果自组织能力反应过强就可形成过多的疤痕，甚至肿瘤。

为了实现这种自组织能力，生物体始终处于一种开放状态。医学研究的生命或生物体具有开放系统的一切要素，所有的生命体都能进行物质能量和信息的交换。这不像科学所研究的非生命体，大都属于闭合系统，闭合系统只有少量的能量交换而没有物质交换。孤立的闭合系统在能量交换时会产生熵增加的现象。熵是描述热力学平衡状态的函数，根据这个函数单向变化的性质可以判断系统实际过程进行的方向。熵也是一个系统混乱程度的指标，增加的过程就是系统混乱程度增大的过程。在科学也就是孤立系统中或条件控制下，一切不可逆过程必然朝着熵不断增加的方向进行,这就是熵增加的原理。但医学是开放系统,随着熵增加带来的混乱必然与生物结构功能的有序性相矛盾。怎么办?生物体必须从外界环境不断吸收以食物形式存在的低熵状态的物质和能量,将其转化成低熵状态并把废物排出体外从而保持自身熵比环境更低的水平。这样才能保持自身的有序状态。生命的最大特征有两个,一是终究要死亡;二是动员一切力量拼命反抗死亡来延长生命的周期,这就是我们所说的抗衰老。生命有机体从发育一开始就出现不断增加熵的趋势,并趋于接近最大值的危险状态——死亡。而生命体要摆脱这种死亡的威胁,要活下去,唯一的办法就是通过机体的新陈代谢不断从周围环境中吸取负熵,以减少增加的熵值,来维持一定时间和空间中的有序结构。

　　生命结构与功能具有特殊性,我们不能借用自然科学的一般理论简单地套用在医学上来解释生命现象。自然科学的那些理论可能在自然科学领域统统管用,"放之四海而皆准",但放到医学中可就不灵了。长期以来,还原论的机械生命观深刻地影响着我们对生命本质的认识。这种观点认为,一切生命现象都可以还原成物理、化学反应,生命现象并不复杂,只是认识的层次问题。按照这一理论来解释生命现象,遇到了许多长期不能解释的困惑。全世界迄今所知的最小最简单的生命体是冰岛北部海下发现的一种古细菌,称作 Nanoarch aeum equitans, 它也是由许多执行不同功能的组分组成的复合体。举个非常简单的例子,我们把一个玻璃罐摔碎,是很容易的,但你要把它重新还原是很难的,基本上是不可能的。当我们把一个生命系统剖分成各个部分时,我们研究的不过是一个死物,或者是一个已经失去了生命的物体。生命,作为系统的整体的性质,已随着剖分的过程而消失殆尽。目前存在的专科细划、专业细化导致人的整体向部分细划,最终的结果是使生命消失或有助于生命的消失。我们可以用各种物质甚至非常好的物质制成原子弹(整体),但当原子弹爆炸后形成无比威力,你能把这种威力和组成物质还原成原子弹吗? 显然是不行的。生命是一个典型的复杂系统,它的特征不是各部分、各层次的简单相加,整体特性也不能简单还原,生命是以整体结构的存在而存在,更是以整体功能的密切配合而存在的,这就是医学与科学之别所在。

　　更需提及的是,不仅用科学理论去解释生命现象和本质出现了问题,就是用现在的医学理论去解释生命现象也出现了偏颇,这就是人们正在用生命的一般规律或某些规律去解释所有的生命规律,或者是用已知的生命规律去解释未知的生命规律。还以西医学的还原思想为例,在通过还原法对物质本质进行研究时经常忽略了一个重要环节,那就是生命的本质不仅存在层次转化、结构和功能,还存在差别协同和整体优化等规律,还存在其他很多活动的机制。前者得到的规律建立在物质元素的内在联系上,而后者得到的规律是物质组成的系统功能与外界的联系上。现今的西医理论对生命的自组织规律揭示得比较完整,并得到超循环理论、协同学理论、结构耗散理论、系统学理论等自然科学理论的支持,但最大的不足是没有揭示出生命的本质规律,更为重要的是没有将其充分整合。依据这些分散的理论建立起来的现今的医学理论常常不能自圆其说,顾此失彼,这是生命本质的完整性和不可分割性决定的。只根据生命本质的某些规律得出的结论,虽然从科学上讲符合生命本质,但从医学上讲这只是触摸到生命本质的组成部分,而不是生命本质的全部内涵。

总之,医学必须遵循生命的本质规律,才能满足生命的需要,生命活动的本质并不像科学那样只由一种规律所支配或决定,它是由多种规律有机地支配,因此需要多种认知工具,如西医、中医、自然科学、人文科学,从各个角度去全面认识生命现象,只有这样医学难题才能得到真正解决,生命健康才能得到真正保障。

(五)局部与整体

古希腊哲学家希波克拉底说:"对于一个医生来说,了解一个患者,比了解一个患者患什么病重要。"

人体是由同一个受精卵发育分化而成的整体,不像机器那样是由不同的零部件组合而成。既然是一个卵子形成的,那这个局部出了问题,别的局部也可能出现同样的问题。同样一种致病机制,作用于某一器官出了问题,那它不会只局限在这个器官,还会导致全身的器官也出现病理变化。因此,几乎所有的疾病都存在局部和全身两种形式,只是孰重孰轻、谁先谁后而已。比如皮肤病多达数千种,其实只有少数几种专属皮肤器官,如单纯性毛囊炎或接触性皮炎等,其他可能都与整体有关,因为这些疾病都需全身治疗,光治局部是难以治愈的,如果治愈了那就是自愈的。

整体往往大于各部分之和,各部分在动态上表现为相互联系、相互影响、相互依存。现代的实验方法,多按科学的要求,分别把各部分的某些要素从整体中抽出来,在分离状态下研究其真相,其实难以反映密不可分的整体状态下的表现形式,好比研究大树,只关注枝叶、根干,忽视了与树的关系,最后得到的结果虽然与此树有关,其实在其他树也是如此。

在临床医学中也是这样,一个人病了,有时是局部影响到全身,死亡是因全身因素而致;但有时是全身疾病在局部的表现。医生通常急于找到局部的病变,由此施治有时是错误的,甚至经常是错误的。局部影响全身的例子有很多,比如急性化脓性阑尾炎,病人有发烧、腹部绞痛,我们不能立即退烧止痛,那样会耽误病情,但有时局部尽管有病变,可引起病人死亡的却是全身的损害。比如,重症胰腺炎,死亡率几达80%,尽管局部有病变,也很重,但不至于引起死亡,导致死亡的其实是全身发生的系统免疫反应综合征(SiRS),是全身多脏器衰竭所致。此时主要是循环中各种炎性因子骤增引起内稳失调。此时首先抓住全身情况治疗,比如血透,病人可以转危为安。眼科的医生告诉我,眼病真正由眼部的组织结构或功能异常引起者只占15%,85%是由全身因素引起的,如果我们只关注眼部疾病,那就是在用15%的能力给100%的病人治病。心律失常也是如此,心律失常真正由心脏病引起的也只有15%,85%是由全身异常所致。心脏像一个净水器,整个池塘水是脏的,净水器再转动也无济于事。一个病人到某一个科看病,同时看了该科五个教授,其结果有很大差别,甚至迥然各异。其实每个医生从局部看都是对的,他只强调自己看那个局部的症状体征或检查结果,但忽视了整体治病。试想,我们把来医院的病人看病后的结果都复审一遍,那么从整体出发完全正确的又有多少呢? 因此,我们在局部看到的现象,尽管是科学的,但只有整合到整体中得出的结果才真实,才叫医学 (图6)。

局部　　　　　≠　　　　　整体

> 希波克拉底说:"对于一个医生来说,了解一个患者,比了解一个患者患什么病重要。"

图6　局部与整体的关系

(六) 微观与宏观

自从列文虎克发明显微镜后,西医学的研究就逐渐从宏观向微观发展,开始从系统、器官、组织、细胞、亚细胞、分子,直至夸克,因为人们要找到生命的真谛,也想找到疾病的本质。诚然,人体是由分子、原子、电子、离子,甚至更为微细的物质组成,通过这些物质的有机组合,并发生相适的物理化学反应,不断地与外界实施物质能量交换,从而形成了生命。

但是,任何事物都是在某个层次或水平上发挥功能或作用的,微观也许是物质的本质,但生命只能在一定层面上表现出来。因此,太细未必能说明生命的本质问题。同样,太细未必能揭示疾病的真正病因。比如我们常用大礼堂开会和宿舍睡觉,二者功能截然不同,但如果你对建筑材料进行细分,分到砖头、沙子还可能有差别,但分到元素层面可能就没差别了。即使有什么差别,也不用去关注,因为毫无意义。又比如我们看山,华山和黄山外观肯定不一样,但如果去研究组成华山的沙子或元素,可能与黄山的就没有差别了,即使有差别也没意思。因为关注层面太低,横看成岭侧成峰,远近高低各不同,不识华山真面目,只缘身在沙子中 (图7)。

a

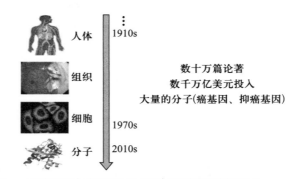

人体　1910s

数十万篇论著
数千万亿美元投入
大量的分子(癌基因、抑癌基因)

组织

细胞　1970s

分子　2010s

图 7a　百年来肿瘤研究从宏观到微观不断深入

国内外已发现众多胃癌相关分子

b

12-LOX	15-LOX	ACE	AKT	AMACR	AREG	SERP INA	ANXA1	AP1	APC
AT1R	ATBF1	Bcl2	CTEN	BAX	CA125	CA199	CA242	CA724	CAV1
CCL20	CCL9	CCR5	CCR6	CCR7	CD133	CD14	CD24	CDH17	CDX2
CEA	CEACAM5	CEACAM6	CFLAR	CIAPIN1	CK20	CK7	CLDN18	CLDN2	CLDN4
COL11A1	COL1A1	COL1A4	CTGF	CXCL16	CXCR1	CXCR4	CCND1	CCNB1	CYR61
DARPP32	DCR3	DDH	E2F1	CDH1	EGFR	EMA	EPHB1	ERBB2	ERP57
SELE	FABP1	FADD	FAS	FASL	FHL1	FOLFOX6	FOXO1A	GADD45	GAS1
GAST	GD12	GNT	GRP78	GRP94	HA	HER2	HER3	hGC1	HIF1
HLAG	HMGB1	HNF4	HOXA10	IGF1R	IGFBP2	IGFI	IL11	IL11R	IL8
ITGB3	IP038	IQGAP1	ITGB3	KAI1	MK167	KISS1	LBVI	LN	LYVE1
MAGE	MASPIN	MCM2	MCP1	MDM2	MEP1A	MET	MIC1	MK1	MMP2
MMP9	MMP14	MUC1	MUC2	MUG4	MUC5AC	MUC6	MYC	ENSP55	NFκB
NKG2D	NM23	NOD2	OCT4	p21	p27	p53	PANIN	PDCD6	PDGFRA
PDX1	PGA3	PGK1	PIM3	PKC	PKA	PTP	PLAB	PRL3	PTEN
RAET1E2	RASSF1A	REG4	RUNX3	SFRP2	SHH1	SHP1	SKBR3	SLPI	SOX9
SP1	SPHK1	STAT3	B1RC5	SDC1	TFF1	TGFβ1	TIAM1	TLR4	TRIM29
TRIM31	TRKA	TRKB	TS1	TIF1	VEGFA	VEGFC	VEGFD	ZIPK	

图 7b　分子复分子,分子何其多,哪个更管用,谁也不好说

c

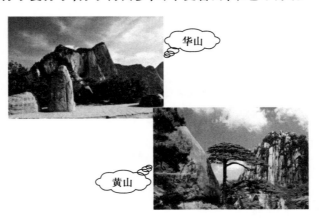

华山

黄山

图 7c　黄山与华山

　　病人是完整的整体,其生理表现或病理表现大多发生在宏观层面上,所以我们一定要关注层次和层面,只有这样才能抓住主要矛盾、治愈疾病。

　　宏观与微观,二者相互联系,又相互影响,宏观表现的是趋势,在大方向上影响微观的走向,同时又受微观状态的影响。

（七）静态与动态

　　对物体来说,一般用变化来描述或分析;但对生物体特别是人体,则用进化来描述和分析。变化可以发生在瞬间,而进化是长期变化的结果。进化当然包含变化,但绝不仅仅是变化,其内涵要复杂得多;再者,进化不只包含一种变化,它是多种变化共存并相互影响的结果。我们都习惯了静态地观察事物,或观察静态的事物,这是科学通常的活动方式,因为这样简单,可重复,不需要过多的臆想和推测。然而人体的成长、生命的延续是一个动态的过程,疾病的发生发展更是一个动态的过程。大家都知道,人类的疾病谱,通常都是随着时间和环境的变化而变化的。20世纪50~60年代,我国的主要疾病是感染性疾病;到了80~90年代,心脑血管疾病急骤增加;目前是以恶性肿瘤发病居多。同样,一个疾病的发生发展也是动态的过程,从潜伏期、发病期、恢复期,循序渐进,有的人可能在潜伏期就自愈了;有的可能进入发病期,尽管治疗最后还是死了;但有的可以贯穿疾病全程。在静止到动态这个过程中,总是存在相生相克。相生为主,相互向好的方向转化,疾病就好了;相克为主,比如癌基因与抑癌基因,相互间的矛盾,克占了上风,病人可能就死了。如果相生相克,各不相让,始终进行,病人体内处于一种拉锯状态,就会形成迁延不愈的慢性病（图8）。

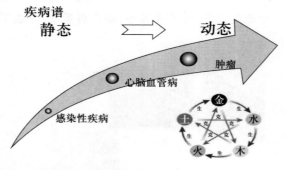

图8　静态与动态

（八）瞬间与长期

　　将时间不断分割,到不能再分割时,我们就叫瞬间。长期则为很多瞬间的延续。从科学角度讲,瞬间与长期都是时间的计量单位,科学追求的结果是希望瞬间越来越短的结果,那样的结果越来越正确,离真理越来越近,因在瞬间所见到的是尽可能排除了影响因素,尽可能固定为最有限的条件中的结果。如果时间一长,各种因素就会侵入其中,原来瞬间"纯洁"的状态就会杂乱开来,原来瞬间的结果就会被冲淡而不复存在。但医学研究的对象正好是这种状态随着时间的推移,原始状态必然会发生变化。在医学,长期的结果并不是瞬间结果相加之和,因为各瞬间结果并不一致,也不一定是各瞬间结果循序演变而来,昨天不一样,今天不一样,天天不一样,这就增加了医学基础和临床实践推测最终结果的难度。经常可以听到医生对病人说,如果不发生变化的话或治疗显效的话,你的情况会怎么样怎么样。这对病人乍一听来好像不可思议,还怀疑医生的能力或者给自己留有后路,其实病人是按"科学"的规律在思维问题,而医生是在按医学的规律在思维、在回答病人的"科学问题"。病情从诊察时看到的瞬间表现,向长期发展会变幻莫测,见多了,就有了经验,这就是老医生为何临床经验多,因为他经历多。他经历了大量瞬间的现象及其向长期的发展,于是获得了长期经验,这也是医学要求初学者必须要跟师学习、床旁学习,学者要人跟人,教者要手把手。非常遗憾的是,医学上有成千上万的瞬间结果,都没记录下来,只有那些被记录下来的瞬间结果串联起来,乃至并联起来,最后形成了成果,形成了我们现用的宝贵经验。

我们平时看到的 X 光照片上的异样病灶、病理切片上的异型细胞,或是心电图上的异常 T 波,都是我们见到的瞬间现象,它可能代表某个病的本质,但有时什么也代表不了。如果我们只关注瞬间的现象用定形疗法给人治疗,有可能铸成大错。比如,我的老师在心脏 Holter 刚引入临床时,他戴上试用发现夜间心跳每分钟只有 40 多次。医院领导十分紧张,通过会诊给他安上了起搏器。不幸的是他对起搏器过敏,胸壁皮下导线致局部老有渗出感染,做过十几次手术依然解决不了问题,最后干脆取掉了起搏器。结果啥也没发生,最后还活了 10 多年。因为他的心跳尽管休息时每分钟只有 40 多次,但活动时可以增加到 70~80 次。所以,我们在医学研究和实践中一定要注意疾病的发生是瞬间现象还是长期表现;一定要注意治疗的效果是药物的瞬间作用还是长期的疗效(图 9)。

任何疾病都有其自然发生发展的规律,有些疾病比如肩周炎,无论怎么治疗,它都要到一年才痊愈。又比如带状疱疹,治愈它可以终身免疫,说到底都是一个瞬间与长期的规律。从大一点说,人体的健康也是这样,疾病的发生一般是从常态到病态,然后从病态恢复到常态,这是一个长期的表现,其中包括若干瞬间现象。在疾病期这个瞬间状态,可能用西医治疗好;但若在常态至病态期,为了防止正常人向病态发展,这是一个保健过程,可能用中医药好;疾病治愈后需

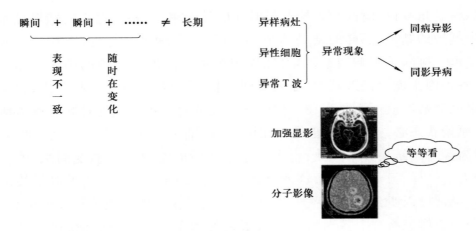

图 9　瞬间与长期

要一个从病态恢复到常态的过程,这叫康复,也可能用中医药或物理治疗更好。

（九）直接与间接

人体对周围环境的反应,或人体内部相互间的调节,通常都是以直接或间接两种方式进行,在医学多以间接形式为主。比如,说分子间的反应或调节,那是两个点之间形成一条线,但数千条线可形成一块板,若干层板就形成一个整体。点与点之间的反应或调节那是直接方式,而线与线之间,或板与板之间的反应或调节,那可就是一种间接的方式。科学比较习惯线性关系,总想确定一个分子甚或一个细胞只有一个功能。医学却不是这样的,我在肿瘤多药耐药(MDR)研究中就发现了这个规律。

20 多年前,我从国外回来,开始从事 MDR 的研究工作。大家知道,一万个肿瘤细胞,只要用一种抗癌药,在体外就可以把 9999 个杀死,可剩下那一个没死的细胞就出现了抗性,如果你还用那种药,10 倍、100 倍、1000 倍,甚至直接把癌细胞扔到药瓶子里也死不了;有的癌细胞你不用点抗癌药,反倒不长了,因为它成瘾了。从敏感细胞变成耐药细胞,其中究竟发生了什么变化? 我们想到了基因的变化,我们申请到了一个国家自然科学基金重点项目,花了 4 年时间,发表了几篇好文章,找到了几十个基因。并希望从中找到肇事基因,结果我们失败了,因为找到的基因只是相关基因,不是一种 Yes 或 No 或直接的关系。与不耐药的细胞比,只是基因的上调或下调,即调节高低的关系。

接下来我们又想到了蛋白质,因为细胞的任何功能都要由蛋白质来执行。我们又申请到了一项国家自然科学基金重点项目,花了 4 年时间,发了几篇好文章,找到了几十个蛋白,并希望从中找到肇事蛋白。结果我们又失败了,因为找到的蛋白质只是相关蛋白,不是一种 Yes 或 No 或直接关系。与不耐药细胞比,只是蛋白的高表达或低表达,即表达多少的关系。

由于基因和蛋白的研究都未得到有与无的关系,而且所见基因与蛋白还不是相互编码的关系,于是我们想到了二者间的调节物质,比如 miRNA。我们又获得了一个国家自然科学基金重点项目,花了 4 年功夫,发表了几篇好文章,找出了几十个 miRNA,并希望从中找到管用的分子。结果发现也不是一种 Yes 或 No 或直接关系。与不耐药的细胞比,只是调节的方式不同,即直接或间接的关系。

我们在观察其他表型的分子变化过程中发现,人体的细胞,无论发生什么变化,其实都是基因调节高低、蛋白表达多少、调节方式呈直接或间接的问题,根本没有一个崭新的分子出现。但是在正常蛋白分子合成过程中发现了修饰的变化,特别是糖基化修饰,即耐药分子糖基化与正常时的相应分子有细微差别,要么糖加多了,要么糖加少了,要么糖加错了。而负责糖基化的一般是两类酶,一个是糖基转移酶,一个是糖苷酶,二者共同协调蛋白分子的糖基化。耐药细胞说到底出现了这两类酶的紊乱从而引发蛋白分子糖基化的异常改变。我们在研究中发现了十余种耐药蛋白特殊的糖基化及 3 种糖基化酶,也发表了几篇好文章,但是它们之间调节的关系如何,至今不知。我们今年又获得了一个国家自然科学基金重点项目,我们将继续研究下去。

回顾这 10 多年 MDR 的研究工作,我们一直试图找到基因、蛋白或 miRNA 与耐药这种表型的直接关系,但结果没找到,也找不到,因为可能就不存在(图 10)。它们之间是一个十分复杂的间接关系。只有认识了这种间接关系,我们才能在正确的研究道路上前进。因此,用科学的方法或直接的方法去研究医学中存在的大量的处于间接关系的问题是不可取的、是难以成功的,甚至得出的结果和结论是错误的。因为直接反应的多为医学的表象,而间接反应的通常才

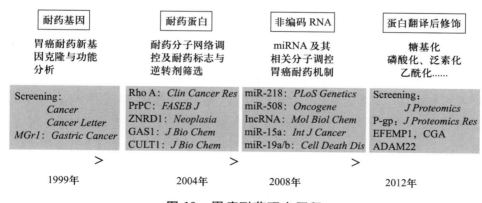

图 10　胃癌耐药研究历程

是医学的本质。

（十）必然性与偶然性

自然科学追求常理，即必然性。但医学实践除了关注必然性外，还充满了偶然性，这是因为医学的研究对象和研究目的都具其独特性（图11）。诺贝尔奖得主，法国分子生物学家雅克·莫诺说："生物学界的偶然性正是每一次革新和所有创造的唯一源泉。"

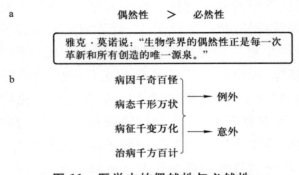

图 11　医学中的偶然性与必然性

1）医学教科书或专著记录的数以万计的疾病中，多数病因不详，近年发生的许多新发传染病，医生见所未见、闻所未闻，偶然出现，有时让医生甚至政府管理部门防不胜防。

2）疾病的表现特征可随人群变化、环境变化、社会变化而变化。比如，乙肝病毒基因每年按25%突变，这种突变就是偶然性，原来用抗病毒药物可以治好，突变了的病毒用药无效。

3）一个新疾病发生，尽管我们认识不了，但要救命，就得治疗，这种治疗恰似摸着石头过河，结果有的治好了，有的没治好，其实治好没治好都可视为偶然性。

4）临床上经常发现病态千奇百怪、病毒千变万化、病人千差万别，用大家认可的常见的治疗方法，应该治好却有治不好的（例外），用大家认可的常规麻醉方法或手术疗法应该治活却有治死了的（意外），这些例外或意外就是医疗过程中的偶然性。一个从医几十年的医生总有遇到例外之人、遇到意外之时，这是难以避免的。这种偶然性一方面可给医生行医带来经验，但同时也会给病人带来损失，轻者是经济损失，重者是血的代价甚至生命。

医学中这种必然性和偶然性的相互交织、相互依存构成了医学的混沌性，有人说医学就是混沌之学。自然科学痴迷于对事物的量化，尽可能精确地描述和研究事物，其结果可达100%或0%。但在临床医学领域，100%的结果和0%的结果都是错误的,也就是不存在绝对的 Yes 和 No。总存在精准以外的现象和结果,这就是混沌观,也就是一些人认为医学不精确、不科学或是玄学的缘故。混沌一词在中国古代哲学概念中指的是天地未分时宇宙所处的状态,而混沌的科学概念来自美国科学家寺天岩和约克,后来人们就用混沌理论来解释不能用线性的科学办法来解释的非线性现象或系统。

我们可以把颜色分成白色和黑色,但自然界里灰色要多得多,或者没有一种主色的存在形式。科学和科学家一定要追求到一个白与黑,要黑白分明,其实纯粹的白与黑本来就很少。白的越白,黑的越黑,各到极致就会自然消失,只剩下了灰。人们意识不到白和黑的消失,还以为是回到了灰,所以常叫物极必反。能认识灰,分清灰,把灰的事情处理好,这是最难的,医学就是这样,这就是医学比科学难的又一原因所在。

人体是一个十分复杂的生物系统,用逻辑方法、线性理论这些常用的科学方法无法完全解释其中的种种变化,这已得到公认。比如在人体内发现了细菌感染,放到体外培养发现其对某种抗生素敏感,可将这个抗生素用到人体内却不显效。反之,在体外发现细菌抗药,但用到体内有效,这两个极端的例子都是出现的偶然性,都是科学得到的结果与医学相悖的实证,所以用线性量化的科学思维方法来指导医学实践难以得到常在的必然性结果,反倒成了经常的偶然性。偶然本不该经常,但到了复杂的人体系统,各因素相互依存、相互影响;时而相生、时而相克;在一定条件下又发生相互转换。怎么办?古代人的哲学思想,要顺其自然,认为混沌才是自然的。而泾渭分明反而是非自然或反自然的。中医的整体观或阴阳五行学说就是一种混沌观或认识和解决混沌中出现问题的思想。因此,有些人狭义地认为中医不科学,其实西医也不科学,它本来就不应该是科学,至少不应该是纯粹的科学,只要是真理就成,因为太科学就不真理。

(十一) 生理与心理

生理指生物体整体的生命活动和各器官的功能。心理是人脑对客观物质世界的主观反应。在人体,生理与心理相互影响,超过了一方的承受力就会导致生理上的疾病或心理上的疾病 (图 12)。

1) 生理疾病对心理的影响

病人的身体因疾病可发生变化,他的心理(或情感),也会对疾病发生反应。由于病人的心理受到了疾病的影响,他的态度和行为也会相继发生变化。比如,患者知道自己得了癌症,而且知道癌症目前没有好的治疗方法,得了癌症就等于判了死刑,于是整日感到沮丧,茶饭不思,惶惶不可终日,言行举止与前判若两人,对家人朋友表现出极不友好,本来能生存数月甚至数年的,不几天就病亡了,

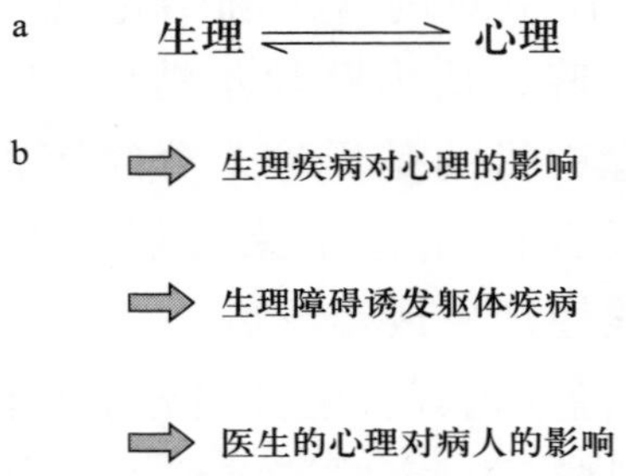

a	生理 ⇌ 心理
b	⇨ 生理疾病对心理的影响
	⇨ 生理障碍诱发躯体疾病
	⇨ 医生的心理对病人的影响

图 12　心理与生理的联系

有些还出现自杀现象。所以，病人的心理状态影响疾病的预后和转归。

2）心理障碍诱发躯体疾病

人类的心理活动是多种多样的，有的有助于健康，有的有损于健康。不良心理不仅可以影响生活，重者还可导致疾病。比如面对压力、危险、矛盾会产生焦虑、恐惧和愤怒等情绪，通过交感—肾上腺等活动引起心血管反应，血压和血糖升高，进一步可发展成冠心病、脑卒中或糖尿病等。又比如，人在悲观、情绪低落或无望时，胃肠道分泌减少，免疫力会降低，进一步还会发展成癌症等。长期恐惧也可使胃酸分泌增加发生溃疡病。

同样的疾病作用于不同的人，其心理活动是不一样的，同样的心理障碍对不同人的身体打击也是不一样的。心理疾病本身就是医学的一道难题。心理疾病是指一个人由于精神紧张，或受到不良刺激或干扰，在思想上、情感上或行为上，与社会生活规范轨道发生了偏离。这种偏离的程度越厉害，心理疾病就越重。心理疾病的发病机理相当复杂，诊断就更为困难。不同病人在不同的医生，甚至同一医生对同一病人在不同时间的诊断乃至处理都可能不同，完全凭经验办事，有时根本没有科学那样的标准，而世界卫生组织要求的健康的标准不仅局限在躯体，而且要包括心理健康，这就是医学的难处。

3）医生的心理对病人的影响

医生自己也是有思想有独立心理活动的人。医生的心理活动，包括对疾病的认知、对病人和疾病的态度、对预后的预测及与病人的交流能力等都会影响病人的预后。在临床上很多病人喜欢找教授专家看病，因为他们更相信教授专家的诊治水平。年轻医生与科主任说同样的话，病人更愿意相信科主任的。据说有一个牛皮癣患者，10个医生给他开的都是同一种止痒药，可只有一个开的有效，就是病人信任的那一个。这就是俗话说的"信则灵"，其实完全是心理作用。这就提示我们医生除了能用好药、开好刀、治好病外，还要有良好的沟通能力。希波克拉底说"医生的法宝有三样：语言、药物和手术刀"。他把语言放在了第一位。目前医疗环境、医患关系紧张,其实有很多都是由于医生的沟通和少数病人的心理障碍造成的,解决这道难题的根本办法是医生要将生理与心理整合成双刃剑,才能在复杂的生理与心理疾病的处理中游刃有余。

（十二）客观与主观

自然科学追寻事物本质的客观反应,这种客观反应在相同条件下是永恒不变的。但医学除了追求生命物质的客观反应外,还涉及对事物的看法,即主观反应。这个主观反应既来自病人,还来自医生。而且这种主客观反应可以相互转换,构成了其间的复杂性(图 13)。比如,由于病人的认知能力不够或医生的知识水平不足,不能认识某些症状或体征的客观存在,而用主观的思维去考虑或处置,此时就很容易犯主观主义的错误。又比如,由不同的环境或不同的时段,受到某些刺激或打击,病人或医生都可能把客观存在的体征或症状放大加强,最后成了脱离客观的主观主义错误。要解决这个问题,怎么办?

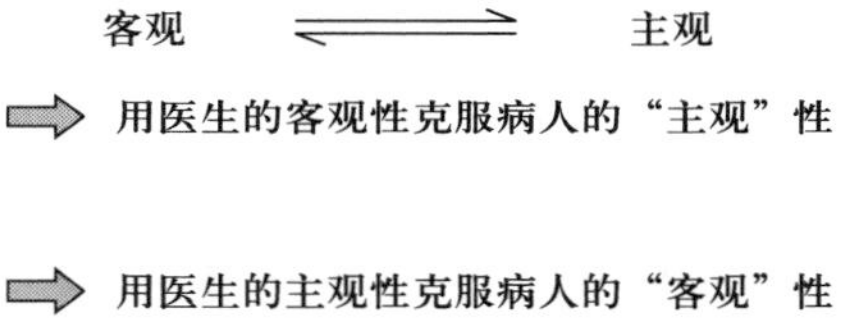

客观　⇌　主观
⇨　用医生的客观性克服病人的"主观"性

⇨　用医生的主观性克服病人的"客观"性

图 13　客观与主观并用

1）用医生的客观性克服病人的"主观"性

疾病可以引起病人各种不舒服的感觉,如痛、麻、痒、胀等,这也是病人求医的动机。但是由于各种生理和心理因素,同一刺激在不同病人的感受和忍受程度是不一样的,这是病人的主观感觉。几乎每一个人在不同生理状态对各种不舒服的感觉都是不同的,比如战士在战场上受了重伤,却毫无知觉,继续冲锋陷阵。又比如同是急性阑尾炎,绝大多数表现为转移性右下腹痛,但婴幼儿表现可能是啼哭、拒奶甚至嗜睡,老年人对疼痛感觉迟钝,甚至化脓穿孔、生命垂危还不感觉疼痛,因此主观感受是因人而异的。

人是情感动物,在受到突发打击时常会产生主观不舒服的感觉。比如有些功能性消化不良的病人有明显主观症状,甚至生不如死,但各种检查都为正常。对这样的病人,常规治疗往往没有效果,给点抗抑郁药就好了。这就要求医生,面对病人错误的"主观表现"一定要保持冷静的客观性,用医生的客观性克服病人的主观性。

2）用医生的主观性克服病人的"客观"性

这里所指的医生的主观性是主动观察。行医如断案,考验的是医生的知识和经验,受医生阅历的影响。尽管我们都学过内科、外科、检验科……

但是,"书里"和"书外"的世界是完全不一样的,书里的知识是死的,而我们每天见到的病人是活的,其表现千奇百怪、千变万化,很多症状和体征只有亲自见过才能真正理解,才能明白书中描述的内涵。比如皮肤科的皮疹,对刚毕业的初学者看起来都差不多,但资深医生一看就知道其中的不同。又如包虫病病人,在牧区很常见,那里的医生很警惕,一看就能确诊;如放到大城市医院,反倒诊断不出来,还以为是肝囊肿,抽液治疗越抽越坏,最后满肚子都是包虫。

科学追求严谨,甚或可用严谨的公式表示,$1+1=2$ 是永恒不变的真理。但医学是模糊的,病人来到医生面前表现的是一种疾病状态,有很多症状和体征。这种状态是否可称作 2? 如果可以,即 $x+y+z\cdots=2$,那么组成 2 的加数 $x+y+z$ 究竟等于几,这就是客观与主观间不断交换、互补、求实的结果。如何用主观来把握客观? 又如何用客观来校正主观? 这有点像拳击中的你进我退、购物中的讨价还价,十八般武艺你来我往,大战十八个回合方知功败垂成,这就是医学实践、与科学不一样的医学实践。

(十三)数据与事实

人体、疾病、环境的复杂性加上时间的变化相互耦合、相互作用,可以产生海量数据。医学上得到这些数据易,但正确分析解读这些数据难。因为用科学的方法研究这些数据并与人体的生理和病理相联系具有天生的高难度和高复杂度。

从宏观层面,随着医学检验技术、成像技术的引入和医院信息化水平的提高,各种检验数据(血、尿、便、唾液、分泌物等)、X 射线、超声波、CT 和磁共振图像、组织标本、电子健康档案、医疗服务记录等从方方面面记录了每个患者各种健康相关信息。从微观层面,基因组学和蛋白质组学产生了海量数据,基础研究从基因、蛋白和代谢物等不同水平描述了人体细胞内不同分子水平的活动信息。宏观与微观相加,医学已经进入大数据时代。

这些浩如烟海、极为复杂的数据,从不同角度为疾病的研究和诊疗提供了信息支撑和辅助决策,但同时也给医学工作者,特别是临床医生带来了无尽的困扰和挑战。过去是没有数据不行,现在是有了数据更不行。谁都知道,科学是注重数据、注重证据,要数据说话、证据说话,数据就是证据;而医学则不然,因为数据不一定是证据,临床医生每天碰到的是"数据复数据,数据何其多,哪个更真实,谁也不好说"。因为数据不是人体,数据不是疾病,数据不一定是诊断证据,数据也不一定是治疗效果。多数数据不一定是事实,因为它不是反映生物体的主流,也未反映事物的本质,任何数据揭示的生物结果都有例外。医学工作者在用医学数据诊疗疾病或从事研究时一定要综合判断,慎思而为,因为数据可能反映事实,也可能偏离事实,从而误导医生的判断,主要表现在以下几个方面。

1)错判因与果

人们在做临床流行病学数据分析时,通常把一些发生在某个疾病之前的因素看成诱因甚至病因,比如吸烟是因,肺癌是果,这是对的。有时同一疾病将轻者看成因,将重者看成果,比如慢性支气管炎与肺心病,这在一般情况下也是对的。但从整个医学角度讲,这并不尽然。在实际情况下,有些数据就难以清晰地显示哪些因素是诱发疾病的,哪些因素是疾病导致的,经常会出现常识导致的误判。比如《新英格兰医学杂志》发表过一篇文章,报道糖尿病与胰腺癌存在相关性。常识会使我们武断下结论,是糖尿病引起了胰腺癌。但事实上,数据中的很多糖尿病患者都是近期发病的,就是说发生在胰腺癌之后,是胰腺癌引起了糖尿病,是胰腺癌继发性地破坏了胰腺中产生胰岛素的胰岛 β 细胞导致了糖尿病,所以胰腺癌是因,糖尿病是果。

2)误信伪数据

纷繁复杂的医学数据中有真实数据,但也包含了放大的数据,甚至脏数据。这些数据混在一起容易导致过吻合、伪相关和微阳性等结果。2014 年 JAMA 的一篇文章报道,他们将已发表的随机临床数据与 Meta 分析结果进行对比,发现 35% 的 Meta 分析得出的结论与原始研究文章的结论不同,而这些研究结果直接影响到临床试验的评价。在目前发表的医学论文中,进行重复验证的研究少之又少,许多已发表的临床试验数据很可能是经不住验证的假阳性结果。其实在早期医学实践中,比如孙思邈发现吃得太精易得脚气病,吃麦麸糠壳可以治愈,那时并不知道维生素 B 族;吃得太差易得夜盲症,吃生猪肝可以治愈,那时也不知道维生素 A。为什么先人通过现象观察到的老东西,成了现在的新东西(现在还有意义),而我们现在通过科学数据发现的新东西将来成不了老东西?过去那些老医学家为什么上千年后还有名,而现在的好多名医将来留不住名?这是因为我们只是向前人学到了什么,而他们是为我们后人留下了什么。

3)偏差时时有

数据分析的结果和事实之间可能存在偏差,这些偏差有可能是人为造成的,也可能是系统偏差,例如有人发现喝咖啡与胰腺癌发病之间高度相关,可能是胰腺癌的病因。但深入分析发现,对照组中有很大一部分病人患有胃溃疡,因怕病情加重,几乎不喝咖啡,所以二者其实并无关系。有报道称,个子矮的人活得长。理由是像日本这样平均身高较低的国家,人的寿命比较长,但把日本国内身高低的与高的相比,甚至同为双胞胎的比较,结果并不是这样。我们不能把世界上凡是相关的两个因素都看成因果关系。世界上的事物都联系一下,只有两种关系:

相关和不相关。如果我们把两种相关的就叫做因果关系，这在科学上可能是合理的，但在医学上则会犯很多错误或很大错误。比如屋内有个人，屋外有棵树，人长树也长，你说有因果关系吗？不论人长不长树也会长，甚至人死了树还在长。所以，在医学上要确定 A 和 B 有因果关系，必须满足三条：① A 和 B 必须同时存在；② 引入 A 必须出现 B；③ 去掉 A 后 B 会自动消失。

4）假象处处在

基础医学研究产生数据越来越快，数据越来越大。基因芯片刚问世时，一次实验可测几万个基因的表达水平或突变位点，大家都用其检测肺癌发生和转移的基因，结果全世界都大失所望。事实证明这只是基因组学研究繁荣下的一种假象，大家花了不少钱，费了不少劲，所得结果千奇百怪、各不相同。有两个小组在不同时间对同一批标本进行研究，得到 170 多个乳腺癌的相关基因，经过对比只有 3 个相同，结果还不理想。大家公认，靠单一组学数据是无法全面揭示疾病机制的，用中国古话说，"一叶障目，不识泰山"，或者"横看成岭侧成峰""不识肿瘤真面目，只缘身在分子中"。因此，必须结合多种数据构建多因素分析模型，才能从更多系统的层面上挖掘出疾病数据，从而给出靠谱的判断。

一个人的细胞数远远超过上万亿，每个细胞又由成千上万的基因、蛋白或代谢物组成。人体就像一个黑匣子，任何一个小问题、小刺激都会导致人体作出一系列复杂的反应，这种反应超过平衡的极限就会生病。诊断疾病需要医学数据分析，但必须是扎实可信的数据，而且需要稳定可靠的分析模型才能获得可靠可重复的结果。这对于科学来讲可能已足够了，但对医学来说，这还不行，因为即使这样的结果还需要有经验的临床医生来解读分析和判断。我们只能用科学的方法来利用数据，尽可能地逼近医学的事实，但决不能直接与医学的事实画等号。

如果用一个公式来表达的话，数据是什么？数据对于人体意味着什么？数据的用途又在于什么？那就是成千上万个分子×成千上万个细胞×成千上万秒时间/个体=无穷大的结果。这个无穷大的结果只有通过计算机计算，然后再经过人脑判断，最后才能成为医学事实，这就是医学上数据与事实间的关系（图 14）。

（十四）证据与经验

科学是对世界各种现象的描述，并对其变化规律进行总结。科学研究是将物质严格控制在一定空间和一定时间条件下进行的，因此，科学知识具有普遍性，科学方法具有客观性，科学理论具有严谨性。科学研究追求最为重要的是证据，没有证据就没有也不能进行科学理论的总结。

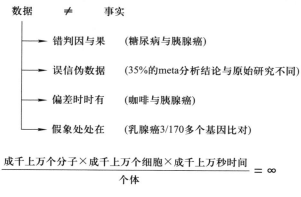

图 14　数据与事实有别

医学除了上述要求外,强调得更为重要的是在与不同患者交往过程中的经验总结。这种经验可能缺乏普用性,甚至缺乏科学要求的严谨性,因为它因人而异、因地而异、因时而异。有时甚至不符合逻辑,上升不到规律,不能放之四海而皆准,但是经验很有用。"纸上得来终觉浅,绝知此事要躬行。"经验即经历过的灵验的方略。科学强调客观存在的证据,而医学除此之外,还强调主观获取的经验。因此,按科学的方法学医从医都会遇到困难。"Experience is the child of thought, and thought is the child of action, we can not learn men from books."要想成为好医生,必须同老师脚跟脚地看、手把手地学,因为医学所需的经验,从书本上是看不到学不来的,这是医学家与科学家,比如数学家之间显著的区别。经验是各种正确证据在不同个体中的随机组合和随时组合,因此,目前所形成的所有经验都因人、因地、因时而异。知证据者不一定有经验,有经验者必知证据。

1) 获得医学经验难于收集证据

收集证据是科学家验证科学假说最为重要的一步,他可以通过多种多样的科学实验来收集证据,从而推论科学的结论。收集证据可用简单的实验模型替代,比如为了探索两个不同重量的铁球哪个下落速度快,伽利略采用了在比萨斜塔上同时扔下两个铁球,看哪个先落地即可。这样的实验所需材料少(两个铁球),步骤简单(爬上铁塔),观察结果单一(哪个先落地),结论也显而易见。综上所述,科学家收集证据的过程可谓简单或单一。

但要获得医学经验就没那么容易了。医生要通过长期观察或与病人反复交流才能对病因作出初步判断;然后通过对患者的望闻问切或视触叩听追寻疾病的蛛丝马迹;然后通过一定的医疗设备的检查来印证自己的判断;再通过对疾病的尝试用药并观察病人的反应来评估治疗效果。这些复杂的过程统统归到了经验的范畴。在获得经验的过程中,需要的材料繁多——从病人的血、尿、便到黏膜活检……;操作过程精细——单是各项消化内镜的熟练操作就需要至少 3 年以上的训练,更不用说要求更高的手术演示操作;观察结果庞杂——从病变的形态、性质等特征到病人的饮食、睡眠等全身状况。上述种种都说明医学比科学单纯收集证据要难得多。加之从不同病人身上获得实用的医学经验既是医学家的珍贵所在,也是医学家的难题。很多情况下是通过血的教训获得的。因此,经验既是医生的财富,又是病人的无私贡献。

2）整理医学经验难于分析证据

我国培养一名医学博士至少需要 11 年,明显长于其他专业的学生,而培养一名优秀的医生则需要毕业后永久的学习和积累经验。医学经验源于医生同病人的交流和自己的总结,将自己的工作或经验记录下来已经很难,整理自己的经验归纳成为规律让他人也可借鉴更是难上加难。因此,我国医学教科书和专著基本上都是拷贝国外的,书中属于国人的寥寥无几。相比之下,科学家回顾证据则要简单得多——单纯地记录下来实验结果并用相应公式分析就行了。

举个例子,李时珍 35 岁就开始编写《本草纲目》,以《证内本草》为蓝本,参考了 800 多部书籍,从嘉靖四十四年（1565 年）起还多次离家外出考察,足迹遍及湖广、江西,翻越许多名山大川。经过 27 年的长期努力才完成《本草纲目》初稿,时年已 61 岁,以后又经过 10 年做了三次修改,前后共计 40 年,终于完成这部巨著。现代的药学研究,同样充满了艰辛和困难,在体外成功发现 1 万个化合物,只有 250 个左右能进入动物体内,继后只有 50 个左右能进入人体研究,真正成药者仅一个,是万里挑一,且要耗资 16 亿美元,耗时 16 年。其中耗费了多少人力、物力、时间可想而知,这在其他任何科学都很少是这样的。因此,要从浩如烟海的证据和数据中整理出正确的治疗方法,使之成为经验,这是一个非常困难的事情。

3）应用医学经验难于应用证据

在科学研究中,将收集到手的科学证据归纳总结,得到的科学规律可以应用到任何同类事物上,如牛顿被苹果砸中脑袋,总结出万有引力定律,同样适用于梨或西瓜。但是在医学研究中,总结的医学经验能否或如何应用到其他病人身上,这可是令医生头疼的难题。大多数病人适用于某种药物,能否把这种药物用到全部患同样疾病的病人身上呢？答案是否定的。青霉素过敏的比例只占人群的 1%~10%,发生过敏性休克并死亡者只占万分之 0.4 以下,但每年仍有数万人死于青霉素过敏,因此如果没有皮试的人及过敏后的抢救措施,引发的代价将是多么得惊人。又比如近年研制出来的肿瘤靶向药物,西妥昔单抗可与 EGF 受体结合,从而抑制酪氨酸激酶（TK）阻断细胞内信号传导途径,与化疗药同用,达到提高结肠癌的治疗效果。遗憾的是只有 22.9% 的患者有效,对近 80% 的患者不仅无效,而且如果盲目用药反而增加经济负担。因此,怎样将 22.9% 的病人筛选出来针对性地用药,做到有的放矢,这就需要经验。不同的病人放到不同的医生去治,可能有的活了,有的死了,能治活的医生就需要经验。同样,一个病人来了,可能有八个症状,有经验的医生抓住一个主要症状一治,病人就好了;没有经验的医生八个症状都治了,结果病人死了。能抓住主要症状者靠的就是经验。

4）循证医学可出经验但不一定管用

循证医学作为一种科学方法是无可厚非的,但将其引入医学出现了不少问题。循证医学的核心是靠证据,可这个证据是不同医生从不同病人在不同地方和不同时间获取的,尽管有随机方法将其校正,事实上很难确保所取证据的均一或均衡性。如果用这些不一致的证据相加再用百分比求出的结果很难成为医生的经验。现在的循证之证是基于目前某个方面或某个角度的发现,大家都把它看成正确的或正面的发现。但一个事物有正面就有反面,还有侧面,正面是正对自己的那一面,科学常强调这一面。而医学有多方面表现,只强调正的一面就是片面。用片面作证推算出来的东西不但不能成为经验,反倒放大了片面使结果更加片面,会将医生引入歧途。另外,循证医学只是对已有的治疗方法作出评价,用所获或所观察到的那些证据告诉医生或患者,哪种疗法有效或几种都有效的方法中哪一种会更好,但它不能发现新的治疗方法。循证医学有点像法官,法官在审案中只负责根据公诉人提供的证据,对已经找到的嫌疑犯作出有罪或无罪的判断,而去茫茫人海中察找真凶不是法官的职责。这样的职能分工也是经常发生冤假错案的原因,要么证据不正确,要么证据正确而嫌疑人不正确,要么证据适合所有人。这是循证法官的局限性,也是循证医学的局限性。

Cochrane 协作网是世界上公认的最可靠的提供循证医学证据的网站。截至 2005 年 8 月,在该网站所有 2435 个循证医学的系统评价中,只有 30% 的证据能对相关的临床问题给予肯定或否定的答案,其余 70% 则不能确定,显示模棱两可。比如,全世界因为腰背痛请病假者占所有病假条的 1/3 以上,但用循证医学对 128 种最便宜到最昂贵的治疗方法进行评估没有一种有效。这说明两点,一是确实没好疗法,二是循证医学本身有问题,因为有很多腰背痛患者确实从某些疗法中获益（图 15）。

综上所述,经验对医学是十分重要的,遵循经验是目前医学解决问题的主要方法。人类如果要完全依靠证据去战胜疾病,那么目前能够治愈的疾病少得可怜。人类在制成火药前并不知道元素周期表;曹冲在称象时并不知道阿基米德的浮力定律;孙思邈用麦麸和糠壳治好了脚气病,但不知道维生素 B 族。有时是经验在前,证据在后,有经验而无学问胜于有学问而无经验,在医学上很多经验性的东西到现在还说不清楚,但有效、有用,这就是医学与科学间的差别。

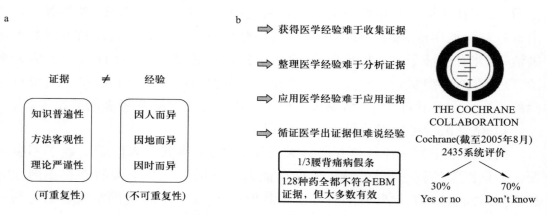

图 15　证据与经验的关联

（十五）因果与相关

科学通常强调事物的因果关系,医学既高度关注因果关系,同时又强调相关关系。在医学实践中,因果与相关两种关系难辨彼此,容易混淆。一般来说相关关系包括了因果关系,但相关关系决不是因果关系。

因果关系不难理解,一般是满足两个条件:① 两个变量要符合因果逻辑;② 改变"因"变量的特征,必将导致"果"变量特征发生相应改变。就医学上的因果关系,通俗一点讲,要确定 A 与 B 有因果关系,必须同时具备三个条件:① A 和 B 要同时存在;② 有 A 必然导致 B;③ 取消 A,B 自然消失。

相关关系,特别是医学研究或医学实践中的相关关系,与因果关系相比,要难理解得多。按科学的解释是连续结构数学分析中的定义;即如果存在两个或两个以上的变量,它们之间呈现出定义所容许的趋同或者相异的变化趋势,这就是相关,否则就不相关。常见的描述方法有:① 概率法,出现事件 A 看有多大概率出现事件 B;② 数理统计法,具有有意义的相关系数的两个随机变量、残差平方和小于阈值的回归方程;③ 函数拟合法,最小二乘法函数拟合、龙格库塔函数拟合等等。

在医学实践中,确有不少因果关系,但存在最多的还是相关关系。比如在教科书中,几乎每一种疾病都列出了数种甚至 10 种以上的病因。本来一种疾病,如果病因明确,应只 1~2 种,这就是因果关系。为什么举出 10 多种呢? 其实很多是相关关系。但随着研究的进展,有的相关关系可能会被确定为因果关系;有的会被排除;有的相关关系又会不断地被纳入其中。在以经验为主导或以问题为驱动的医学研究中,从相关关系中去发掘因果关系,是十分常见的,而且是非常好用的方法。据说有两个科学家,一个不断做实验,获得了大量数据,但至死也没找到一个病的因果关系；另一个不做实验，而是把那个同事留下的大量数据进行相关分析，最后获得了重要发现。在临床实践中，我们看到的病是"果"，医生或研究者的任务是去探寻"因"，即收集因果关系可能存在的证据，并据其做出合理推论，再通过实验验证这个推论从而证实其间存在的因果关系。

但是，由于医学的复杂性和个人有限的认知能力，很容易有时是很愿意把相关关系看成因果关系。医学的因果关系可能有、但不一定都有传递性。比如 A 是因，B 是果；B 是因，C 是果；在科学，A—C 之间通常有传递性；而在医学上则不然，A—C 之间可能毫无因果关系。不能看到 A、C 相关就误认为其有因果关系，这也是医学上要强调元因果的缘故。在医学上，由于一个事物影响因素太多，我们还可能发现因果关系中还有因果存在，这就是元因果（图 16）。比如从统计数据上看，肝硬化与抽烟有关，因为抽烟的人肝硬化多，其实是肝硬化的人爱喝酒，爱喝酒的人又爱抽烟，肝硬化与抽烟其实并无因果关系。在医学上这样的情况大量存在，表面的相关其实无法推出因果关系，但受认识水平限制，推出了很多因果关系。比如绝经期妇女用雌激素替代疗法后，心血管病发病率降低，故认为二者有因果关系，后来发现是因为用得起激素的人原来是社会经济条件好，而且有空闲时间经常锻炼身体，其实是后两个因素的作用。即使这样，也是暂时正确，说不定将来还会发现更重要的因素。

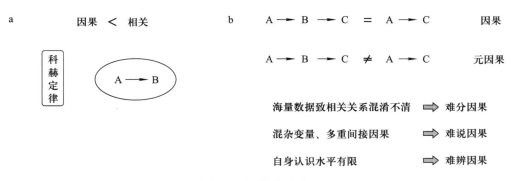

图 16　因果与相关

在医学研究中，为何判断因果关系如此难？这是因为：① 海量数据致相关关系混淆不清，使之难分孰因孰果；② 混杂变量，多重间接因果使之难说孰因孰果；③ 自身认识水平有限，使之难辨孰因孰果。医学的确与其他科学，比如数学、力学极为不同，各因素之间并非黑白分明，且相互转换，多数都是处于中间状态的相关关系，可称"灰色关系"。

因果关系和相关关系都是事物中各因素间的联系。就医学来讲，因果是局部的，相关是整体的；因果是直接的，相关是间接的；因果是暂时的，相关是长期的；因果是狭义的，相关是广义的。在医学研究和医学实践中处理因果关系比较容易，因为是真刀真枪、有的放矢。但处理相关关系是困难的，因为是目标不明、雾里看花。治疗疾病是处理因果关系，把病人看好。而处理好相关关系可以加强保健，使健康人不得病、少得病，或得病轻；处理好相关关系还可以加速康复，使病人治愈后尽快恢复健康，或完全恢复健康。

（十六）科学与伦理

科学除了考虑自身对其他领域的影响甚至危害之外，一般不受其他因素的影响和限制。但医学的研究对象是人，人除了自然属性外，还有社会属性和思维属性。换言之，科学研究的对象是静止的（固定的非生命体）和均一的，而医学研究的对象是动态的（活的生命体）和复杂的，而且不允许对其有任何明显的伤害甚至致残，无论是生理的或心理的。因此，必须要以道德规范作为导向，并受到约束。任何一项人体内的实验都必须经伦理委员会批准，才能进行。也就是说不是想怎么做就可怎么做，想怎么干就怎么干的，而在多数的科学研究中不是这样。

科学经常遇到双刃剑，同时又被视为双刃剑。科学的进步，一方面为人类文明带来巨大的帮助，比如粮食增产、蛋肉增多、使人均寿命延长；另一方面又给人类文明带来巨大挑战，甚至是危害，比如营养过剩导致冠心病、糖尿病发病率猛增。又比如经济生产突飞猛进，人类的住房多了，住房条件好了，更利于人体健康，但 PM2.5 增多，可能导致肿瘤骤增。有人估计，未来 5 ~ 10 年中国肿瘤的发病将呈井喷状态。爱因斯坦早就说过："科学是一种强有力的工具，怎样用它，究竟是给人带来幸福，还是带来灾难，全取决于人自己，而不取决于工具。刀子在人类生活中是有用的，但它也能用来杀人。"

医学本身的进展中也充满了科学与伦理间的矛盾。表现在某时某事按科学上的要求是严格的、正确的，且满足了科学的要求，但从伦理上却行不通，甚至从人道主义上看是残酷的；某时某事在科学上是合格的，但在伦理上是不合理的，于是在医学上是不合法的。比如，器官移植中存在的第一个大问题是器官短缺。科学上要解决这个问题，是将人基因移植到猪的身上，因为猪的基因与人更相似，而且长得快，10 个月就可利用，成为"转基因器官"的第一候选动物，这在科学上是合适的。但若将猪的器官移植到人身上，岂不成"人面猪脑"或"人面兽心"了吗？这在伦理上是通不过的。器官移植存在的第二个大问题是免疫排斥反应。为了克服这个问题，近年国内外都在开展具有亲缘关系的部分活体移植术，比如进行父子之间的小肠移植，将父亲的部分小肠移植给子女，那么接受移植后的受者与其原来的兄弟姐妹是什么关系呢？他是否成了父亲或叔叔？他的子女是父亲的儿女还是孙辈？又比如,国外有一个男性先后接受过 4 个人的不同器官的移植,那么对他的妻子来说,这个人还是不是他原来完整的丈夫？如果移植的是别人的生殖器官,那这个妻子是否遭到别人强奸呢？这在科学上是做得到的,但在伦理上是不可用或不好用的。同理,通过人工授精出现的"生物父亲"或"代理母亲",也有类似的伦理问题。又比如,接受异体手移植的受者,当他用移植手偷盗或者杀害别人时,你能判断究竟是谁在犯罪呢？是供者还是受者呢？

大家都希望长寿,但人体正常细胞由于端粒酶有限,到一定状况时细胞就停止分裂。肿瘤细胞因有丰足的端粒酶可使端粒不断加长而使细胞不断分裂。能否将正常细胞的端粒控制机制引入癌细胞来治疗肿瘤或将癌细胞的端粒加长机制引入正常细胞使人长生不老呢？这在科学上是完全做得到的,但医学伦理上是不行的,因为有可能使正常人长出肿瘤来。

还可举出很多类似的例子,有很多事作为科学,甚至生命科学的研究是可行的,但就医学的要求是不行的。因此,做医生难、做杰出医生更难。他们的创新要受到伦理的影响,要受到伦理委员会严格限制,这种限制几乎到了苛刻的程度,同时他们还要受到国家药审或法律的影响,甚至受到宗教神学的影响。他们不能像科学家一样想干什么就可以干什么,而且干成什么。对人有益的科学家可干,对人(当然是敌人)不利、有害,甚至是灭顶之灾的事他们也在干,比如制造原子弹。又比如,第二次世界大战中日本为了制造细菌武器,拿中国活人做实验。医学和医生必须实行人道主义,而科学家可以选择实行革命的人道主义(图 17)。什么是革命的人道主义？就是最大限度地保护自己,最大可能地杀伤敌人,将敌人的命都革了。

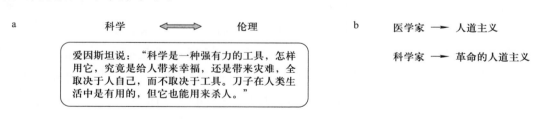

图 17　科学与伦理

(十七) 理论与实践

理论与实践的相互结合是医学发展不可或缺的环节,也是医学实践必须经历的过程。医学实践的进行必须有正确的理论来指导,而理论的正确必须由实践来检验。医学特别强调实践,可以说比任何一门科学都强调实践的重要性。

医学理论是从临床实践中抽象出来形成的,它代表人体的基本规律,可以用来指导实践,且具有普遍意义。但是,医学理论对医学实践决不是通通有效的。医学的难度通常表现在那些偏离这些基本规律的个体或疾病的诊断处理,这也会时常暴露出临床医生水平的差异。观察和掌握一般规律,我们可以用之形成共识或指南。但后者只是基本要求或常识,只是对一般基层医生或一线的青年医生有用。但到大医院来就诊的患者一般是小医院或年轻医生已用通用指南治过而没治好的,也就是说经过指南治疗筛选出来的病例,如果我们还用一般的指南去重复治疗,效果肯定不好。这些病例是指南以外的,我们可称其例外的病例,也是最容易发生意外的病例,这就需要我们用更加高级的实验去尝试和独到经验去解决病人的问题,继之再形成新的指南,更适合疑难病人的指南,然后加以推广。为何资深医生遇到的例外少、发生的意外少呢? 因为他们经历多、实践多,所见病人的诊治也就在意料之中。

另外,基础医学成果一定要向临床应用方向走,临床遇到的问题要放到基础研究中去,这就叫转化医学,但是转化医学搞了 17 年,美国人总结"进展缓慢,收效甚微"。所以这不是一件小事,也不是一件易事,理论究竟怎么向临床这个方向走,哪些理论已经成熟可以走了,哪些还不成熟,还需孵化,研究这些问题确实是一篇大文章。

理论是共同认识,实践能取得经验,怎么把认识变成经验? 研究理论是因为我们对事物的本质不了解,是因为我们无知,发现本质形成理论称为已知,但已知是局限的,也不一定有用,只有将理论与实践相结合,才能真正去探寻未知,才能在病人面前说明道理,找到治病的良方。

理论与实践相当于两个圈,把两个圈相交,二者重叠越多,提示理论越正确,实践越有效(图 18)。就某个药品对某类疾病的治疗效果,用什么方式最为可靠,目前我们还是有效+自愈+无效/异质+异体,将来应该是有效/异质+异体,意即找到病人中的适应症,这是未来临床研究的最高境界。该公式分母中的异体性为同一群体中不同个体的情况不同,异质性指同一个体对疾病治疗的反应与

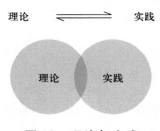

图 18　理论与实践

别的个体不同。要解决上述复杂的问题,需要的是理论与实践的紧密结合,并不断推进,螺旋上升。正确的理论只是现在的认识水平,需经过不断的实践,最后理论才能与真理更接近。

三、医学与科学的辩证关系

以上谈了医学与科学的不同,其实还不止这 17 个方面,比如,还有表象与实质、治愈与自愈…… 我不打算照此这样总结下去,也不打算继续分析下去。我必须就此打住,因为这是一个总结不尽、分析不完的问题。如果你支持我的观点,你还可以依此做些努力,向广度进军,争取横向到边。如果你反对我的观点,你也可以就此做些努力,向深度发力,争取纵深到底。因为问题越辩越清,道理越说越明。到头来你会发觉我们原来战斗在同一条战线上,最终的结果一定是果不其然。

列举前面 17 个方面,我的本意不是想一言以概之曰:医学不是科学。一因国人通常把"科学"二字当真理来解,说医学不是科学,就似医学不是真理,而是谬论,甚则邪说。这不仅我自己难以说服自己,而且必将成为众矢之的,甚被万炮齐轰,还是收敛一点、保守一点为佳;二因医学中包含了大量科学或科学的元素,比如物理的、化学的、数学的、生物的…… 所以,说医学不是科学,一是我不愿、二是我不敢、三是我不能(图 19)。

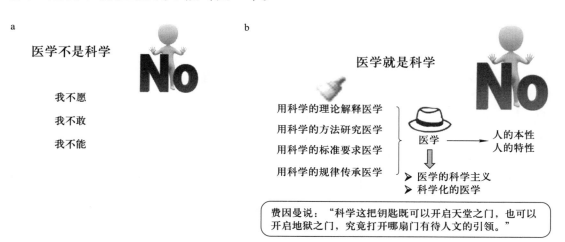

图 19　医学与科学的辩证关系

但要说医学就是科学,这是我坚决反对的。科学的巨大进步,把科学推上了至高无上的地位,导致了科学主义的出现,于是乎什么学科都把自己往科学上靠,似乎一戴上科学的帽子,就会更接近真理,就会名正而言顺。但医学自从戴上科学的帽子后,其实好多问题不仅解决不了,反而导致医学与人的疏离,甚至越来越远。"医学就是科学"，尽管它已成为当下大众的普识，也是近百年来一次又一次，一步又一步，逐渐形成并锁定的习惯性概念。正是这种普识与概念，导致时下医学实践出现了难堪的现状：我们不仅在用科学的理论解释医学、用科学的方法研究医学、用科学的标准要求医学，也是在用科学的规律传承医学。最终的结果是，医学的本质将被科学修改；医学的特性将被科学转变，复杂的医学将被单纯的科学取代，医务工作者将成为科研工作者；医学院将成为科学院；病人不再是医生关怀呵护的人群而将成为科学家实验研究的对象。这将是一种难以接受甚至难以承受的事实。这既不是医学发源的初衷，更不是医学发展的目的。大家都知道，医学的本质是人学，若抽去了人的本性，医学就失去了灵魂；若抽去了人的特性，只剩下其中的科学，那就成了科学主义。它所带来的严重后果将不堪设想。正像有人说过"高科技离医学越来越近，医学离病人就越来越远，医患之间的问题就会越来越严重"。这是我们医学领域包括科学领域都不愿意看到的事实。曾经，科学脱胎于自然哲学，其后获得了巨大发展；现在，医学出现科学化，导致了不少难解的问题；将来，医学如果能从科学回归医学本源，必将引起医学发展史上的一场革命。科学对医学的发展究竟该起什么作用？诺贝尔奖获得者费因曼说过"科学这把钥匙既可以开启天堂之门，也可以开启地狱之门，究竟打开哪扇门，有待人文的引领"。狭义上讲，人文就是医学中除去科学以外的所有重要的成分。它与科学犹如车之双轮、鸟之两翼，共同推动医学的健康发展（图 20）。正因为如此，我认为将来的医学实践，包括医学教育，应高度关注如下几个问题。

（一）我们可用科学的理论帮扶医学，但不能用之束缚医学

科学的理论是世界各种事物的普遍规律，有其普遍性。人体存在于世界之中，是世界的一分子，当然也受这种普遍规律的规范和影响。但这并不尽然，如果把科学发现的理论死搬硬套地纳入医学体系，必将影响医学研究和医学实践，不是误导之，便是束缚之。比如转化医学，其本意是基础研究成果向临床应用转化，这是一种正确的科学的思维方法，本身是积极的和先进的。但如果把现今在科学研究中或医学基础研究中发现的各种科学的数据、分子全部用到临床去诊治病人或预防疾病，必将铸成大错特错，甚至引发灾难。因为科学的理论，也包括它的数据，它观察到的现象，正如前面所述，多数是瞬间的、局部的、静态的、微观的…… 而医学实践遇到的实况却是长期的、整体的、动态的、宏观的…… 二者相差甚远。正如美国学者所说的那样"转化医学在美国搞了 17 年，目前只有两个结果：一是进展缓慢；一是收效甚微。"其实转化医学这种想法是对的，有人说是在炒概念、玩花架，这是不对的。那么为什么进展缓慢、收效甚微呢？实质就

a

一、用科学理论帮扶医学，但不能用之束缚医学

　　转化医学

二、用科学方法研究医学，但不能用之误解医学

　　循证医学

三、用科学数据助诊疾病，但不能用之取代医生

　　检验医学 ——→ 临床医学
　　影像医学

四、用科学共识形成指南，但不能用之以偏概全

b

（世界观　自然观）

科学——仰望宇宙之大，俯察品类之理

医学——纵观人类之盛，细寻治病之策

（生命观　健康观）

c

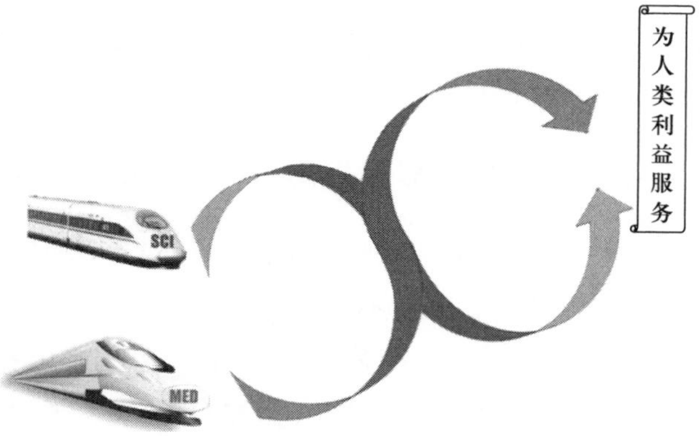

为人类利益服务

图20　科学助推医学

是科学与医学之间的区别。因为科学具有普遍性，而医学常有例外和意外发生。

（二）我们可用科学的方法研究医学，但不能用之误解医学

　　应用科学的研究方法，或科学的计算方法，我们曾破解了很多医学上的奥秘，也极大地促进了医学的进步。但是，在历史上，由于应用科学研究方法不当或者是对其结果解读不当，或更多的是由于科学研究方法或计算方法的局限性，惹出过不少医间笑话，甚至是严重后果。因为用科学的方法观察到的结果，多数是个体的、体外的、结构的、微观的……而医学实践遇到的实况却是群体的、体内的、功能的、宏观的……二者相差甚远。我们不能把科学当作"文档的格式刷"，一切学问通过科学格式刷一刷，就都成了科学的属性。照此办理，最终医学

成了科学，本属医学的重要东西统统被刷掉了，这必将铸成大错特错。例如，循证医学是很正确的科学分析方法，但是由于其局限性，引入临床试验就出了不少问题。比如，经循证医学证实理想的药品，尽管上市后年销售收入达数百亿美元，可因偶然发现致命的毒副作用而在一夜之间被撤离市场。

（三）我们可用科学的数据（或技术）助诊疾病，但不能用之取代医生

最近几十年临床医学的发展最瞩目的两个方面是科学或基础医学的成果用到了临床领域：一个是检验医学；一个是影像医学。一个从细胞深入到了分子基因水平；一个从一维发展到了四维影像，从而使医学诊断水平大为提高。但同时引发了大量年轻医生难抑的依赖性，严重影响高水平医学人才的培养。因为用科学的技术得到的数据多数是瞬间的、直接的、生理的、客观的……而医学实践遇到的实况却是长期的、间接的、心理的、主观性的……二者相差甚远。实际上，科学的结果及其引发的影像技术和检验医学的进步，再先进、再快速、再精准也是不能代替医生的。它们只能提供一个参考。它们提供的正常值都有一个范围，比如血糖的正常值是 $4 \sim 7$ mmol/L，但对正常值是 7 的人来说，4 就是低血糖了，反之就是高血糖了。

（四）我们可用科学的共识形成指南，但不能用之以偏概全

应该说所有疗法，或所有药品都是经过科学的方法研究出来的，其疗效都是经过科学的方法计算出来的，但决不是所有疗法或所有药品对所有的人都是有效的。因为我们用科学的疗法治疗病人，判别疗效多数依据数据、证据、因果、必然性……而医学实践遇到的实况却是依据事实、经验、相关、偶然性……二者相差甚远。我们医生每天坐诊，在诊桌前的是千百个不同的病人，在诊桌后药柜上摆放的是千百种药品，这千百种药品都是经科学研究发现有确切疗效的药品。但我们既不能让一个病人吃千百种药品，也不能用一种药品治千百个病人，怎么能将正确的药品发给正确的病人呢？这是相当困难的！这就是医生的作用所在，这也是有经验医生与年轻医生的区别所在。难怪国外有人说，"There is no safe drug, but safe doctor."尤其要提到的是，很多药品引发的疗效，其实不是药品本身所为，而是病人自愈所致。同样一群病人，给予同样的药品治疗，有不治也愈的，叫"自愈"；有治也不愈的，叫"治不愈"。法轮功和张悟本之流之所以施骗术诱惑了很多民众，正是利用了医学中科学成分的局限性。因为对自愈的群体，你是用药才愈，而他是不用药也愈，谁强？他"强"。对于治不愈的群体，你是治也不愈，但用了药；他呢，虽然治也不愈，但没用药，谁强？还是他"强"。所以，通过科学的基础实验或科学的临床试验获得的结果在大多数医生中获得的共识

甚至是指南,那只是对一定比例的病人治疗有效。那是只适用于基层医生或年轻医生的基本要求。任何指南都不能包罗万象、包治百病或包治百分之百的病人,总有一部分病人无效。特别是来到大医院的病人,多数是在基层医院用指南未治好者,因而指南以外那类病人的百分比会增高。因此,我们不要过度迷信用科学方法制定的那些指南,更不能以偏概全。

四、结语

医学与科学属于两个不同的"范示"(Paradigm),有不可通约性。科学确定的是一种世界观和自然观,而医学确定的是一种生命观和健康观。科学需要"仰望宇宙之大,俯察品类之理";医学需要"纵观人类之盛,细寻治病之策"。医学的有些做法不一定科学,但只要生命尚存、健康尚在就行。二者相当于两股道上奔驰的列车,一列不能涵盖一列,一列更不能取代一列。尽管有时有交集,但通过交点或交接地带后就需要在各自的方向上继续奔驰,最终达到一个共同的目标——为人类利益服务。但是,由于两条轨道在宽度、材质上有差别,列车各自使用的动力模式不一样,速度也不相同,因而需要各走各的道、不能交换,更不能重走在一条道上,否则就到不了共同的终极目标。

既然,医学具有特殊性和复杂性,它既不像纯粹的科学,但它又离不开科学。那医学和科学究竟是什么关系呢? 我个人认为就像降落伞与跳伞员的关系。科学像降落伞的伞罩,医学像跳伞员,怎么才能实现平安着陆呢? ① 首先要把伞罩打开,充分发挥伞罩的面积带来的浮力,打不开抱成一团会摔死人;② 伞罩打开了,全部部位都去抓,那抓不过来,也不必要,但抓少了,只抓住一个部位也会被摔死;③ 成功着陆最重要的是那17根绳子,就像我在前面讲的17种关系。这17根绳子把伞罩与跳伞员联系起来,联结起来,最后就平安着陆了(图21)。

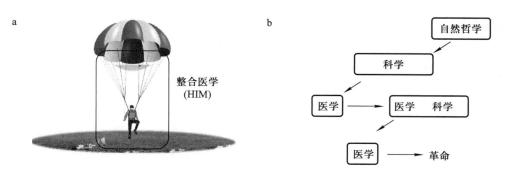

图 21　医学与科学的关系

最近,我们一直在提倡整合医学,英文叫 Holistic Integrative Medicine(HIM)。

整合医学就像这 17 根绳子,把个体与群体、局部与整体、瞬间与长期、生理与心理……这 17 种关系,与迄今科学发现的浩如烟海的数据和知识,从整体出发,为整体需要,有选择地、有机地整合成新的医学知识体系,并用于医学实践。我曾经在"整合医学初探""整合医学再探""整合医学纵论"和"Holistic Integrative Medicine"等四篇文章中反复说过:"整合医学不仅要求我们把现在已知各生物因素加以整合,而且要将心理因素、社会因素和环境因素等也加以整合","不仅要求我们将现存与生命相关领域最先进的科学发现加以整合,而且要求我们将现存与医疗相关各专科最有效的临床经验加以整合","不仅要以呈线性表现的自然科学的单元思维考虑问题,而且要以呈非线性表现的哲学的多元思维来分析问题"。"通过这种单元思维向多元思维的提升,通过这四个整合的再整合,从而构建更全面、更系统、更合理、更符合生命规律、更适合人体健康维护和疾病诊断、治疗和预防的新的医学知识体系。"最终使人类的健康能真正得到保证和保障,进而真正地"认识我们自己",这就是本文和本人的所思、所想和所愿。

(引自《医学争鸣》2015,6(2):1-19.稍有改动)

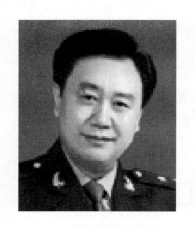

樊代明　中国工程院院士、副院长,美国医学科学院院士,第四军医大学原校长,中华消化学会原主任委员。西京消化病医院院长,肿瘤生物学国家重点实验室主任,国家药物临床试验机构主任,教育部首批长江学者奖励计划特聘教授,国家杰出青年基金获得者,国家"973"项目首席科学家,国家科技奖励委员会委员,2013 年世界消化病大会主席。中国共产党十四大代表,十一届全国人大代表,全国优秀共产党员,全国优秀科技工作者。目前担任中国抗癌协会副理事长、亚太消化学会副主席、世界消化学会常务理事兼科学计划委员会主席等学术职务。先后受聘为 *Engineering Science* 的主编,*BMC Cancer*、*Journal of Digestive Diseases* 和 *Clinical Cancer Drugs* 的副主编,*Gut* 等 6 个国际杂志的编委,是 *Nature Reviews Gastroenterology & Hepatology* 在中国大陆的唯一编委。

长期从事消化系疾病的临床与基础研究工作,特别是在胃癌的研究中作出突出成绩。先后承担国家"863""973"、国家攻关项目、国家重大新药创制、国家自然科学基金、中国工程院重大咨询项目等课题。获国家科技进步奖一、二、三等奖各 1 项,国家技术发明奖三等奖 1 项,军队科技进步奖一等奖 2 项,陕西省科学技术奖一等奖 2 项,国家发明专利 27 项,实用新型专利 13 项,国家新药证书 1 项,法国医学科学院塞维雅奖,何梁何利科技进步奖,陕西省科技最高成就奖,求是实用工程奖,中国青年科学家奖,中国人民解放军专业技术重大贡献奖,全军科技创新群体奖。主编专著 21 本,其中《治学之道——精》和《医学发展——考》两本均为长达 210 余万字、厚近 1500 页的大型著作。担任基础医学精读系列丛书(10 册)和肿瘤研究前沿(14 册)的总主编,还是全国高等医学教育数字化教材(53 册)的总主编。在 *Lancet*、*Nature Reviews Gastroenterology & Hepatology*、*Nature Clinical Practice Oncology*、*Gut* 等国外著名杂志发表 SCI 论文 531 篇,总影响因子 2271.6 分,最高达 39 分,论文被引用逾 10 000 次。培养博士、硕士研究生共 158 名,其中获全国优秀博士论文 5 名,获全军优秀博士论文 9 名。2010 年,被中央军委荣记一等功。

大数据在智慧医疗的应用

邬贺铨

中国工程院

摘要:近年来,数字医疗成为医疗大数据的重要源泉,中国有全球最多的病例,我国也将产生全球最大量的医疗数据。对医疗大数据的挖掘将成为智慧医疗的重要支柱,对于改进医疗诊治服务、提升医疗效率、降低医疗成本、提高全民健康水平都具有重要意义。

一、医疗大数据的产生

摩尔定律指出,当价格不变时,集成电路上可容纳元器件的数目,约每隔 18~24 个月便会增加一倍,性能也将提升一倍。这一定律揭示了信息技术进步的速度。计算机上 CPU 的芯片,经过几年的发展,2013 年奔腾 CPU 上的晶体管数是 40 亿个,而且集成电路继续按照每 18 个月速度增长。1982 年以来,CPU 的性能提高一万倍,内存价格下降 45 000 倍,硬盘价格下降了 360 万倍。软件也在这个过程中,越来越复杂了。1972 年阿波罗登月飞行器软件有 4000 行代码,日本高铁的列控软件有 100 万行代码,奔驰车的软件有 1000 万~1 亿行代码,空客飞机的软件有 10 亿行代码,智能手机代码也有 100 万行。可以看出,随着信息技术的发展,软件规模越来越大,软件也越来越重要,其设计也在逐步从面向模块、面向数据、面向事件、面向用户、面向对象到面向认证,软件也变得构件化、语义化、智能化、服务化。

计算机在 20 世纪 50 年代是大型计算机、60 年代是小型计算机、80 年代是个人计算机、90 年代是笔记本电脑,现在智能手机都堪称一台小的计算机。

全世界第一台电子计算机是 1946 年发明的,很多机架需要占地 170 平方米,但功能还不如现在的计算器;1975 年美国 NASA 购入 500 万美元的超算机 Cray-1,性能还不如 iPhone4;美国国防部 1985 年的超算机 Cray-2,性能还不如 iPad2;1997 年 1 GB 闪存卡价格 $7992,现在只需 25 美分。信息技术的发展使过去很多不能想象的东西现在能做了,所以现在,在生物医学上的应用也开始展开。

超级计算机,前五百强总性能比一年前提升了 31.8%,天河 2 号排在全世界第一。2013 年 6 月,天河 2 号浮点计算能力峰值速度达 5.49 亿亿次/秒,总性能和持续计算峰值以 33.86 千万亿次/秒为全球之冠;2015 年 7 月 13 号在 ISC2015 大会上,天河 2 号保持五连冠。华大基因现在使用了天河 2 号的 30%～40% 运算能力。就医学对于信息技术的需求而言,信息技术不容易跟上。但我国的信息技术也在逐步发展。2015 年,上海药物研究所、国防科学技术大学与广州超级计算中心合作,成功地在天河 2 号上开发出面向埃博拉病毒的超高通量药物分子虚拟筛选平台,一天之内对 4200 多万个包括现有药物、天然产物和人工合成有机化合物在内的地球上的所有可用于药物研发的化合物都计算筛选一遍,为应对爆发性恶性传染病的快速药物研发提供了强大的计算模拟保障。这说明,我们的信息技术在一定程度上也能支持医学研究的应用。

全世界新产生的数据,大概每年平均增长 40%,按照"新摩尔定律",数据量两年翻一番,到 2020 年,大约会到 40 多个 ZB。人类从有历史以来累计到 2013 年所产生的数据量还不如 2014 和 2015 两年所产生的数据量。2013 年新产生的数据量是 4.4 ZB,大概装 350 亿个 ipad,可叠起 1.2 座中国长城,叠起的高度等于地球到月球距离的 2/3。到 2020 年,新增数据将达 44 ZB,相当于 466 艘尼姆兹号航母重量(101 600 吨),等效容量为 3500 亿个 128 GB 的 iPad,叠起的高度为地球到月球距离的 6.6 倍。

(一) 医疗大数据的来源

医疗大数据是全世界大数据里很重要的部分,医疗大数据大概可以分四个来源,即临床、研发、医疗市场与患者行为。而手机与可穿戴终端可以收集睡眠、饮食等各种数据,也成为医疗数据的来源(图 1)。

数据来源		数据类型
临床与卫生	临床医疗	临床电子病历、医学影像、医疗设备监测等
	公共卫生	疾病与死亡登记、公共卫生监测、电子健康档案等
研发与药企	生命科学	基因组学、转录组学、蛋白质组学、代谢组学等
	医药研发	临床试验、药物研发、医疗设备研发等
费用	医疗市场	医疗服务费用、医疗设备销售记录、药店销售记录、医疗保险等
患者行为	可穿戴终端	活动记录　健身记录、睡眠记录、各种体表参数等
	社会人口学	性别、年龄、婚姻、交通、收入
	网络	社交网络、搜索引擎、即时通信、手机定位等

可穿戴终端数据:
睡眠数据:睡眠起始时间、睡眠质量
饮食数据:饮食量及营养成分、饮水量
运动数据:运动方式及时长、运动时的心率、消耗的热量
生理数据:体重、血压、血氧、血糖、体温、脉搏、脑电波频率、皮质醇
环境数据:气温、湿度、空气质量、光照情况
医疗数据:病历、检查、诊断、手术记录、药方

图 1　医疗大数据的来源

（二）医疗大数据的分类

医疗卫生的数据包括多种分类:临床医学的数据、公共卫生的数据、中医的数据、药品的数据(图 2)。

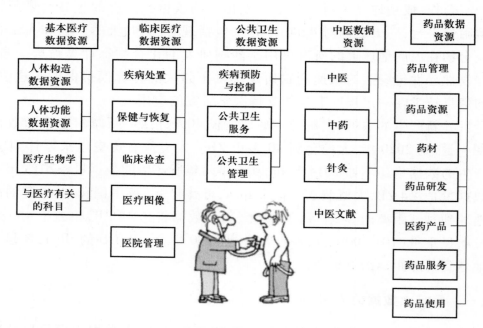

图 2 医疗卫生数据资源分类

生命本来就是个大数据,人体有 10^{14} 个细胞,10^9 个基因。DNA 有 $2×3×10^9$ 个碱基,一次全面的基因测序产生的个人数据达 100~600 GB。整个人体生命本身就是大数据,DNA 测序现在每周能做 320 个基因组,每年能够产生大约 150 亿兆(PB 级)的数据。华大基因公司声称到 2017 年,产出原始数据将达到 1 个 EB。

近年来,基因测序成本迅速下降。基因测序从 2002 年开始,包括中国在内的 6 个国家的 20 个研究所,历经 13 年时间,耗费 30 亿美元,完成一个人类基因组的测试。而如今,仅需 1000 美元半小时就可完成一组测试。

医疗影像数据,到 2020 年,医疗数据将增至 35 ZB,相当于 2009 年数据量的 44 倍,其中,影像在医疗里的数据是最高的,其次是 EMR 电子病历数据。X 线片 30 MB,一张 CT 图像 150 MB,标准的病理图 5 GB,功能性核磁共振影像达到数万 TB 的量级。由此可以看出,医疗的数据确实是大数据。

就电子健康记录数据量而言,2011 年美国的医疗健康系统数据量达到了 150 EB (IHTT, 2013)。Kaiser Permanente,一个在加州发展起来的医疗健康网络系统，就有 900 万的会员，被认为拥有 26.5～44 PB 的电子健康记录（IHTT，2013）。

医院的数据更是数量惊人。至 2015 年美国平均每家医院需要管理 665 TB 的数据量。而中国的医院称得上是全世界最大的医院，中国大城市的医院每天门诊上万人，全国每年门诊人数更是以数十亿计，住院人次已经达到 2 亿。北京的医院 2013 年诊疗人次达 2 亿，其中外来就诊和住院人数分别占三甲医院的 36% 和 41%，外来就医与陪护人员日均 70 万。广州中山大学第一附属医院在 2008 年存储数据超过 100 TB，2015 年将达到 1000 TB，即 PB 量级。

（三）医疗大数据的特点

医疗大数据具有以下特点：

（1）增长性，中国一个千万人口的城市 50 年所积累的医疗数据量就会达到 10 PB 级。每天都会有大量的数据导入区域医疗数据中心；

（2）长期性，按照医疗行业的相关规定，门急诊患者的数据保存不得少于 15 年，住院数据保存 30 年，影像数据无限期保留；

（3）颗粒性，医疗数据多样性和碎片化，颗粒性大小差别很大；

（4）异构性，含结构性、半结构性与非结构性（影像、照片等）数据，后者为主；

（5）时空性，通常需要带有时间、位置、环境和患者病史及家族史等信息；

（6）多维性，医疗数据把患者、医生、医疗机构在不同层次上关联，而不同的医疗信息服务更需要从不同的视角来观察这些数据；

（7）语义性，存储需要加入语义标签，对影像的理解需要有专业经验；

（8）隐私性，医疗数据涉及患者隐私需要保护，还是医疗纠纷的法律依据；

（9）生命性，医疗大数据是从无数生命得到的，利用得好也能换回生命。

二、大数据的应用

（一）大数据在医疗保健中的应用

大数据在医疗保健中，主要应用于以下几个方面：

（1）基于医疗保健的数据分析，由医疗保健记录所驱动，要求分析结构和半结构性数据；

（2）临床决策支持，检查所有患者的数据以便优化照护，基于鼓励对医疗保健记录评分；

（3）以病人为中心的照护和疾病管理，了解生活方式改进医疗保健成果，从

医疗设备评价健康状况征兆和诊断信息;

（4）医保基金数据分析,医保服务模式的改革,人口统计学分析;

（5）药物发现与基因分析,综合临床、医院和日志信息,将临床数据与患者基因结合分析。

（二）大数据在临床诊断上应用

（1）病人数据分析——精准分析病人体征数据、费用数据和疗效数据,减少过度治疗或治疗不足,比较各种措施的有效性,确定临床上最有效的治疗方法。

（2）临床决策支持系统——将医生的处方与医疗专家库的医学指导比较,提醒医生防止出现潜在的错误（如药物不良反应）。美国 Metropolitan 儿科重症病房的研究中,两个月内临床决策支持系统减少了 40% 的药品不良反应事件数量。

（3）医疗数据透明性——美国疾控中心公开发布医疗数据（包括业务数据）,帮助病人作出更明智的健康护理决定和选择高性价比的治疗方案。

（4）优化检查剂量——GE 公司通过统计分析全球不同人群、不同部位、不同扫描方式的 CT 效果,给出建议剂量。在比利时的 CT 实验室发现可将全年的 CT 的扫描剂量降低 41%,从而避免可能发生的致癌风险。

（三）大数据在远程监护中应用

（1）远程病人监护系统——充血性心脏衰竭的标志之一是因保水而增加体重,通过远程监控可防止紧急状况发生。佐治亚理工学院开发手机应用程序,用手机内置的测震仪监测身体振动,以发现帕金森和其他神经系统疾病。Asthmapolis 公司将感应器绑定在哮喘病人佩戴的呼吸机上,通过 GPS 定位,判断环境因素对哮喘病的影响。

（2）心脏病发作预测模型——MIT、密歇根大学和一家妇女医院创建了一个计算机模型,可利用心脏病患者累积的心电图数据进行分析,可预测未来一年内心脏病发作的概率。

（3）远程监护的效果——2010 年美国有糖尿病、充血性心力衰竭、高血压等患者 1.5 亿,占用了医疗卫生系统医疗成本的 80%,远程监护可大大节省医疗成本。

（四）大数据在药品研发中应用

（1）药品开发存在问题——Tufts 药物开发研究中心数据显示,一款新药从研发到 FDA（美国食品药品管理局）批准,平均成本高达 25 亿美元。每年的癌症药物支出高达 500 亿美元,其中 390 亿美元并没有实际效果。

(2)预测建模——原来一般新药从研发到推向市场的时间大约为 13 年,使用预测模型可以帮助医药企业提早 3~5 年将新药推向市场。

(3)临床试验设计的统计工具和算法——通过挖掘病人数据,评估招募患者是否符合试验条件,找出最合适的临床试验基地,从而加快临床试验进程。

(4)临床试验数据分析——分析临床试验数据和病人记录可以确定药品更多的适应症和发现副作用。

(5)个性化治疗——通过对大型数据集(例如基因组数据)的分析,研究遗传变异实现个性化医疗和调整药物剂量。麦肯锡估计,在某些案例中通过减少处方药量可以减少 30%~70% 的医疗成本,肺癌的早期发现和治疗的手术费用是后期肺癌治疗费用的一半。

(五)大数据在医疗定价付款中应用

(1)防止医疗欺诈——业内人士评估每年有 2%~4% 的医疗索赔是欺诈性的或不合理的,通过建立索赔数据库和相应算法,查处欺诈行为,具有巨大的经济意义。

(2)基于疗效的定价计划——制药公司参与药品定价并分担治疗风险,有利于控制医疗保健成本支出,患者能够以合理的价格获得基于疗效研究的创新药物,医药产品可以获得更高的市场准入可能性,更有针对性推出疗效药品。在欧洲,现在有一些基于卫生经济学和疗效的药品定价试点项目。

(六)大数据在医疗商业模式中应用

汇总患者的临床记录和医疗保险数据集并进行分析,提高支付方、医院和药企决策水平,药企可生产出适销对路和疗效更佳的药品。

通过社交网络或建立在线平台,患者间可分享治疗经验,医生可交流医疗见解,可获得足够多的临床效果统计。

以下举例几个网站。

(1)PatientsLikeMe.com 网站,病人可以在这个网站上分享治疗经验,能从相似的患者的信息中发现更符合自身情况的治疗手段。作为一个副产品,还能基于用户自愿分享的数据进行观测性试验(而传统方式的临床试验通常非常昂贵);

(2)Sermo.com 网站,医生可以在这个网站上分享医疗见解,该网站向医药公司收费,允许他们访问会员信息和网上互动信息;

(3)Participatorymedicine.org 网站,这家非营利性组织运营的网站鼓励病人积极进行治疗。

（七）医疗大数据在预测早产及早产儿护理中应用

在美国每年大约有 50 万个婴儿早产，其中 33 万存活不到一年，存活的大部分婴儿都伴有健康和认知方面的问题，医疗卫生系统每年要花费 260 亿美元。通过收集来自 77 个不同国家 2710 个基因组（包括妈妈们和爸爸们各 881 个，婴儿 948 个），获得 8.1 万亿个 A、C、T、G 碱基，排除人种的差异，筛选出了 20 个基因变量。临床工作者可以对女性的基因组进行取样，预测有早产儿的概率，然后采取预防措施。

安大略理工大学的研究团队与 IBM 及多家医院合作，监测早产儿的心率、呼吸、体温、血压、血氧等 16 项数据，每秒记录 1200 个数据，在明显感染症状出现 24 小时前，系统就能监测到早产儿细微的身体变化发出的感染信号。

（八）大数据有利于防控出生缺陷

深圳华大基因公司在国际上牵头收集新生儿听力缺陷大数据，通过基因筛查，避免出生缺陷发生。

Recombine 的基因测试按照 200 多种不同的条件进行筛查，能分辨出一对夫妇中谁携带有致病基因，并能够挑选出体外受精的胚胎。

（九）医疗大数据与癌症

从某种程度上说癌症是上千种或者百万种病变的结合，每一种带有一种不同的变异以及其他分子错误。每一个肿瘤充满怪异的功能紊乱的细胞以及大量出问题的 DNA。最近一项针对肾癌的研究发现，没有两个患者存在相同的基因错误，同一个患者体内也没有两个基因变异相同的肿瘤。2014 年一项对乳腺癌进行的高分辨率 DNA 测序研究未能在一个肿瘤内发现两个基因相同的细胞。

过去几年，美国国家卫生研究院的研究团队从世界各国收集了 20 多种不同癌症类型共计 10 000 多例癌症患者完整的基因组数据。发现了引起 12 种主要癌症类型基因突变的共 127 个基因组。2012 年对 100 名乳腺癌患者进行的一项研究发现了 40 种不同的基因变异，形成 73 种不同的组合。

在这里举几个基于大数据治疗癌症的例子。

John 是波士顿医院的 CIO（首席信息官）和哈佛医学院的教授，他领导开发了 i2b2（综合生物与临床信息）的开源平台，提供了高效的搜索工具，可查询包括 5 个哈佛附属医院数据库的共享健康研究信息网络（SHRINE）。该网络有 610 万个病人的医疗记录。现在 ib2b 平台已服务于全球上百家医院。2011 年

12 月 John 的妻子 Kathy 被诊断出乳腺癌 III 期,当时她 49 岁,一些恶性细胞已经进入淋巴结,幸好癌症还没有扩散。保守的疗法是切除一侧或两侧乳腺然后化疗。她的医生利用 SHRINE 筛选出适合 Kathy 的治疗方案,先用化疗药物靶向对准雌激素敏感的肿瘤细胞,3 个疗程后已经几乎不能触摸到肿瘤了。2012 年 5 月手术切除了乳腺的肿瘤,并继续用药物控制雌激素的产生。

科里-伍德在 2014 年春季大学毕业后,她便被诊断患 IV 期非小细胞肺癌并且已经扩散到骨骼和眼睛。基础医学公司对伍德的肿瘤样本进行分析,结果发现基因 ROS-1 存在一个弱点,只有不到 2% 的肺癌患者存在这种变异,可以服用一种名叫"克里唑蒂尼"的药物进行治疗,在服药后不到 3 个月,伍德的癌症几乎消失了。

谷歌公司高级副总裁兼法律总顾问 Kent Walker 的岳母被诊断出患有脑瘤,他 17 岁的女儿在网上搜索到了一个与她外祖母的癌症类型相同的临床试验的相关信息,在经过手术和 10 周的化疗(在该病人群中占约 20% 遗传标记的针对性化疗)后,患者所患的癌症被成功治愈。

而基于大数据,检测癌症只需抽一次血。Miroculu 这家公司开发了一种可以通过血液测试来简便检查各类癌症的医疗设备,其技术基础是微核糖核酸,这是可在血液中检测到的生物预警信号小分子,利用大数据可获得微核糖核酸种类与癌症种类的关联。将血液样本滴入用 Miroculus 技术做过预处理的 96 孔板置于测试设备内进行化学反应,当微核糖核酸显现后,孔板就开始发光发亮,系统将根据孔板的亮度来判断样本里的微核糖核酸种类。根据数据库里微核糖核酸与癌症对应信息的匹配情况,接着云系统便会作出诊断。

(十)大数据在流行病预测中应用

Google 把 5000 万条美国人搜索词和美国疾控中心在 2003—2008 年期间流感传播期的数据进行了比较,建立数学模型,结合 45 条检索词条,在 2009 年甲型 H1N1 流感爆发的几周前,Google 就给出了预测,与疾控中心数据相关性高达 97%。

中国科学院与百度合作,精选了 160 多条关键词,对 5 年来的数据进行建模分析,早于卫生部门公布前几周得出中国艾滋病病毒感染人群的分布情况,估值基本一致。

大数据在流行病预测中应用。已经实现了由移动通信数据预测埃博拉疫情扩散。埃博拉病毒通过体液传播,潜伏期在 2~21 天,在此期间受害者可能不知道自己已经被感染,研究人员可利用手机定位追踪人口从传染病爆发的地域向外的流动。

瑞典非营利组织 Flowminder 从移动运营商 Orange 获得塞内加尔 15 万手机用户的数据，利用数据建立了人口流动模型，还基于受感染者死亡的时间和地点，制作了疫情扩散的动画。

2009 年在墨西哥爆发的猪流感，研究人员就曾利用通信数据监测公众对于政府发布的健康预警信息的反应。此后 2010 年随海地地震而爆发的霍乱疫情，研究人员则同样基于手机通信数据建模并给出了最需要援助地点的最优估计。

由社交媒体数据预测埃博拉疫情扩散。HealthMap 从全球一线医护人员建立的社交网络等收集数据，其中国际传染病协会 ProMED 占 61.58%，谷歌、百度等搜索引擎占 25.24%，RSS 占 12.11%，推特等占 8.7%。

HealthMap 探测和跟踪的疾病爆发，其上线网页包含一个实时可交互的疫情地图。2014 年 3 月 14 日，HealthMap 通过自己的系统，预警了几内亚境内爆发的"神秘出血热"。2014 年 3 月 19 日，HealthMap 确认其为埃博拉病毒并对世界卫生组织发出警告，还给出了其在几内亚东南部热带雨林地区传播的粗略地点和路径。2014 年 3 月 23 日，世界卫生组织正式宣布埃博拉疫情爆发并报告了第一个确诊案例。而此时，HealthMap 已经追踪了在几内亚的 29 例确诊和 29 人死亡。

（十一）利用医疗数据分析评估医疗费用

美国一家医院使用 Teradata Aster 大数据分析探索解决方案，对全部流程电子病历梳理分析，包括 190 万个患者以及 2.08 亿个医疗流程的 18 个月的数据，对比患者的住院体验，预计每年节省的开支高达数千万美元。

国内乳腺癌治疗费用评估，参见图 3。

（十二）大数据在医疗卫生中应用的经济效果估计

据麦肯锡公司报告，临床诊断方面，对病人数据分析、临床决策支持系统和医疗数据透明性，可节约支出 1650 亿美元。

医疗研发方面，通过预测建模、临床试验设计的统计工具和算法、临床试验数据分析、个性化治疗、疾病模式和趋势的分析，创造价值 1080 亿美元，其中 250 亿美元为节约开支。

医疗定价方面，防止医疗欺诈、基于疗效的定价计划，能产生 470 亿美元的价值，其中一半是国家医疗保健开支的节省。

公共健康领域，公共健康监视与响应系统，将产生 90 亿美元价值。

医疗商业模式方面，分析患者临床记录和医疗保险数据集、通过社交网络获得临床效果统计，可节省 50 亿美元。

　　麦肯锡公司估计美国的医疗保健业通过使用大数据提高效率与质量而降低8%的支出,每年节约支出和增加价值共3340亿美元。

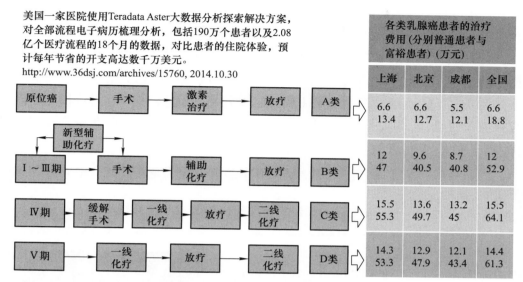

美国一家医院使用Teradata Aster大数据分析探索解决方案,对全部流程电子病历梳理分析,包括190万个患者以及2.08亿个医疗流程的18个月的数据,对比患者的住院体验,预计每年节省的开支高达数千万美元。
http://www.36dsj.com/archives/15760, 2014.10.30

各类乳腺癌患者的治疗费用(分别普通患者与富裕患者)(万元)			
上海	北京	成都	全国
6.6 13.4	6.6 12.7	5.5 12.1	6.6 18.8
12 47	9.6 40.5	8.7 40.8	12 52.9
15.5 55.3	13.6 49.7	13.2 45	15.5 64.1
14.3 53.3	12.9 47.9	12.1 43.4	14.4 61.3

参考:张岗,艾美仕市场调研咨询(上海)有限公司,医疗保险及医院管理事业部总监,
http://www.36dsj.com/archives/26924, 2015.04.01

图3　利用医疗数据评估医疗费用

三、医疗大数据的挑战

(一)大数据技术的挑战

　　目前大数据技术还处于起步阶段,医疗大数据的开发面临标准化、安全性、交互性、隐私性、法律等方面的诸多挑战,但数年后一定会产生现在所想象不到的效果,更需要重视对医疗大数据的开发及管理。

　　大数据的挖掘涉及获取、存储、计算、分配、呈现、安全。非常复杂的算法,才能把大数据很好地分析出来。分析一般的产业大数据和分析医疗大数据还有很大不同。因此,大数据技术本身就面临许多挑战:

　　(1)数据管理——数据来自不同地方和不同标准,数据量大小、结构形式、实时性等要求不同,增加采集、检索与整合的困难;

　　(2)数据存储——传统的集中式数据库、数据仓库系统已不能有效地处理大数据的存储和分析,需要分布式处理;

　　(3)数据计算——大量的仿真和计算任务必须协调数百个参数,大多数数据挖掘算法有很高的计算复杂度;

（4）数据挖掘——需要将高维图像等多媒体数据降维后度量与处理；

（5）数据呈现——需要可视化最终的甚至是中间的计算结果，以便组合自动计算（机器）和高级智能获得更直觉的洞察力；

（6）数据安全——分享与访问控制，安全与隐私保护。

而同时，医疗大数据具有虚拟化和可视化特征。大数据平台所承载的医院数据永远不可能停下来，过去的分析都是传统的数据分析，数据是静止的，现在数据是活的，需要云计算平台支撑（图4），需要可视化。一个病例可以有数十甚至数百张 CT 照片，需要通过数据融合技术将这些 CT 照片合成为一个完整的器官，使用可视化虚拟化的技术帮助诊断。

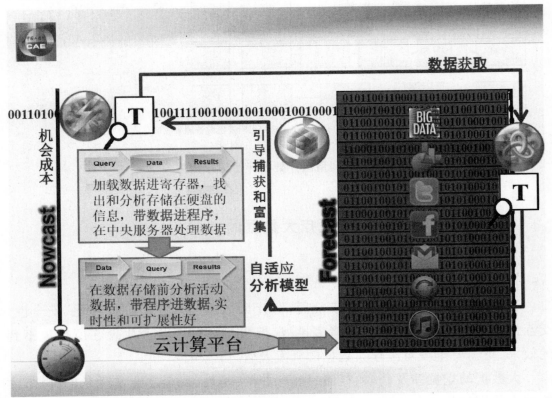

图 4　大数据平台的运行

（二）个性化医疗技术难度大

医学讲究"对症下药"，对同样的病症，同样的药、同样的治疗不一定都有效，因为每个个体的代谢不一样，对药品的代谢反应不同。苹果公司总裁乔布斯在他被诊断为胰腺癌后，他花费几十万美元获得自身全部 DNA，他说"我要么是第一个通过这种方式战胜癌症的人，要么就是最后一个用了这种方式但仍然死于癌症的人",虽然愿望没有实现,但也将他的生命延长了 8 年。如果说当年乔布斯需要数十万美元才能得到全身 DNA,2014 年可能只需要 1000 美元,再过几年 100 美元就可以获得全身的 DNA。不过,哪怕基因测出来,也未必能找到适用靶向基因的药物。所以,个性化医疗道路还很长(图 5)。

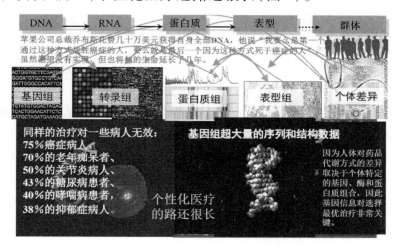

图 5　个性化医疗技术难度大

(三) 精准医疗的高成本

美国总统奥巴马在 2015 年 1 月国情咨文演讲中宣布了精准医疗计划(Precision Medicine Initiative)。得益于基因技术和蛋白质生物化学技术,能让我们识别疾病,然后根据疾病主因的精确缺陷将其划分为若干子集。另一方面还需要知道如何开发药物来抑制之前确定的精确缺陷。

随着针对不同基因子类型的疾病的精准化发展,药物变得越来越精准和有效,受益于该药的人数也必将越来越少,开发这种面向小众人群的药物的风险极高,这种药品价格必然昂贵。丙型肝炎药物费用要 8.4 万美元。针对导致氯泵功能紊乱的分子变化的先天性囊肿性纤维化疾病的 Kalydeco 药,每位患者每年的费用约为 30 万美元。

(四) 标准化

为了数据能共享,首先需要标准化,包括临床路径的标准化。但医疗与其他行业不同,一些重大疾病的治疗是一个"非标"的过程,同一种疾病的不同患者所需要的时间、财力、流程和预后都是不同的,标准化的程度有限。

大数据能够监测流行病是因为了解了流行病的规律,或者说积累了处理的经验与标准,但对于未知的新疾病例如 SARS、甲型 H1N1 流感和现在的埃博拉病毒的爆发，大数据通常很难预测。

（五）大数据不一定是好数据

谷歌在 2009 年成功预测禽流感（GFT），但随后多次预测不灵，2009 年未能发现猪流感。*Nature* 也报道谷歌对 2012 年圣诞节期间的流感预测高估了 50%。哈佛大学医学院附属医院在 *Science* 发表论文称谷歌的禽流感趋势自 2011 年 8 月以来连续 108 周中有 100 周高估，甚至简单用类似预测温度的变化趋势的模型来预测禽流感都比谷歌的 GFT 好。

哈佛的研究者指出："关键的挑战是受到公众关注的大多数大数据不可能用来产生有效和可靠的科学分析结果"。推特（Twitter）微博上的数据也显示，埃博拉引起了美国用户前所未有的恐慌，各州的讨论数字一片飘红，网络极端言论层出不穷。但实际上美国至今也只有 4 个确诊案例和一个死亡案例。

因此，大数据不一定是好数据。

（六）数据开放与隐私保护

2014 年 6 月 2 日，美国食品药品监督管理局（FDA）的公共数据开放项目 OpenFDA（open.fda.gov）正式上线，包括药品、设备和食品，其先导项目开放了 2004—2013 年间被提交给 FDA 的药物不良反应和医疗过失记录 300 万份，随后还逐渐将 FDA 数据库中的药品召回和药品标签信息扩展至该项目。过去医院和医药公司因为声誉、业绩、前途等因素不希望开放这些数据。

美国分子生物学家 Joe Vockley 的实验室收集了全球超过 10% 的人类基因组数据，每一组做了匿名的标记。麻省理工学院的数据科学家 Yaniv Erlich 通过把匿名的基因组与被试的姓氏和从家谱树网站获取的远亲的部分基因数据联系起来，识别了近 50 个基因组对应的人。因此匿名也不一定能保护隐私。

（七）法律滞后

美国为了促进医疗大数据的应用颁布了相关法律：1996 年克林顿签署了健康保险流通与责任法案（HIPAA）作为医疗隐私的标准，防止医疗数据滥用；2008 年乔治·布什签署了基因组信息平等法（GINA，Genome Information Nondiscrimination Act），明确禁止保险公司或雇主根据基因信息的歧视行为。

大数据的挖掘与利用需要有法可依。我国需要尽快制定"信息保护法"与"信息公开法"，要界定数据的所有权和使用权，要区别个人数据与隐私，前者强调归属于本人的可识别性，后者强调与公共事务无关的私密性。还需要有相应的法律来界定基于大数据医疗和远程医疗的法律责任。

（八）人才问题

麦肯锡公司预测美国到 2018 年深度数据分析人才缺口 14 万～19 万人,能理解与应用大数据的创新人才更是稀缺资源。中国人口是美国的 4.4 倍,而医生数仅为美国的两倍,更缺 BT(生物技术)+IT(信息技术)的人才! 在 IT 人才中目前更缺的是 DT(数据技术人才)。

100 年前的医生可以了解医学的所有分支;今天一名典型初级保健医生必须同时了解大约一万种疾病和综合征、3000 种药物和 1100 种检验方法。一个专业的医生需要每天学习 21 小时才能跟得上学科的发展。

（九）安全问题

* 大数据通常采用云计算,而逻辑上集中的云存储容易成为被攻击目标;用户数据管理权与所有权分离,面临数据泄露和篡改的风险。
* 医疗设备联网也会遭受黑客和病毒的攻击。
* 我国在自主可控的大数据分析技术与产品方面与发达国家相比有不少差距。如过分依赖国外的大数据平台或智能终端产品,难以回避信息泄密的风险(图 5)。

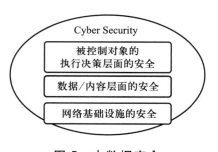

图 5　大数据安全

（十）需要国家战略

我国需要有明确的医疗大数据开发利用的国家战略及相应的科研与应用推广计划(图 6)。

习近平主席曾在政协科协科技界委员联组会上讲话,"移动互联网、智能终端、大数据、云计算、高端芯片等新一代信息技术发展带动众多产业变革和创新"。

2014 年 8 月 29 日,习近平视察东软集团(大连)有限公司,观看与 1000 多家医疗机构建立了联系的远程医疗系统,并指示:"用信息化系统提高医疗水平,叫如虎添翼。要利用好这套系统,更好为群众服务"。

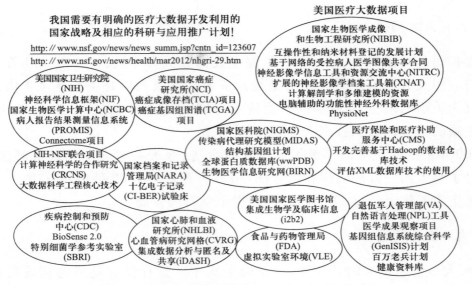

图 6   医疗大数据的挑战——需要国家战略

四、结语

对医疗大数据的理解需要发挥医务工作者的知识与经验的作用，相应地，大数据也会有助于提升医务工作者的价值。我国既要精准医疗，更要普惠医疗，抓住医疗大数据的机遇，推进智慧医疗和智惠医疗！

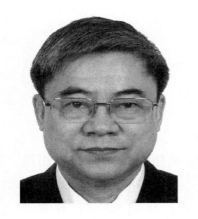

邬贺铨 中国工程院院士，光纤传送网与宽带信息网专家。曾任电信科学技术研究院副院长兼总工程师、中国工程院副院长。目前兼任国家信息化专家咨询委员会副主任、国家标准化专家委员会主任、国家物联网专家组组长、中国互联网协会理事长、中国通信标准化协会理事长、国家"973"计划专家顾问组成员、国家"新一代宽带无线移动通信网"科技重大专项总师、"中国下一代互联网示范工程"专家委员会主任。

以"网络化"促进中国医疗体系建设

曾益新

北京协和医学院

摘要:全民健康既是我国的民生之本也是发展之基,每一个人的"健康梦"就是实现"中国梦"的基石。当前,我国正处于深化医改的关键时期,面临着世界性难题,能否拿出中国式办法来挑战和应对? 我想从以下几个方面来阐述我的观点:我国医疗事业面临的形势及应对策略;以糖尿病为例,谈网络化医疗体制总体的建设;互联网+医疗体制的良好应用前景;以美国凯撒医疗集团为例,介绍其独特的医疗管理模式。

一、我国医疗事业面临的形势

(一) 人民群众对健康高度关注

随着经济的发展,人民生活水平的不断提高,大众对健康的关注度日益攀升。现如今,健康问题已成为民生的主要问题。2014 年 12 月,习近平总书记在调研农村医疗卫生事业发展时指出:"没有全民健康,就没有全面小康。"2015 年 3 月,李克强总理在第十二届全国人民代表大会第三次会议上指出:"健康是群众的基本需求,我们要不断提高医疗卫生水平,打造健康中国。"

(二) 健康不仅是消费,也是产业

然而,很多人仍把健康当作是消费,当作是政府的支出,其实,医疗和健康服务不仅仅是支出,同时它也是一个产业,更是未来经济增长的重要引擎。

在技术市场需求的耦合驱动下,以提高生活质量,提高健康水平为核心的新经济在全球新一轮经济发展中的战略地位越来越重要。在美国,曾经有一本专著中指出:下一个万亿美元的经济就是健康产业。由此可见,当前健康经济已成为全球新一轮科技革命的重要朝向。健康产业和生物技术、互联网信息技术等跨界融合发展的趋势日益明显,健康产业的新业态也不断涌现。

(三) 刚性医疗需求的持续增长

为什么我国医疗事业会面临这种形势? 主要有以下几方面的原因:一方面

是知识的发展;另一方面则是刚性医疗需求的持续增长,人口老龄化、环境污染、食品安全、生活方式等因素都在推动刚性医疗需求不断增长。根据国家卫生和计划生育委员会(国家卫计委)最新统计数据显示,我国现有慢性病患者 2.6 亿人,慢性疾病导致的死亡已经占到我国总死亡的 85%,慢性疾病导致的疾病负担已占总疾病负担的 70%,高于世界平均水平(图 1)。

那么,从卫生供给与需求的关系上来看,我国的卫生供给呈现出"倒三角"的状态,即三级医疗体系比较庞大,二级较少,一级更加萎缩的趋势,与我国的卫生需求的"正三角"形成正好相反的关系(图 2)。

从城乡资源分布来看,城市拥有约 70%的医疗资源、广大农村仅有 30%;

从区域资源分布来看,北京的千人床位数达 6.31,而贵州仅有 1.52。

由此可见,医疗资源整体配置不均衡,中心医院人满为患,"大医院战时状态"的问题仍然突出,医疗卫生服务的公平性和可及性差;基层地区、西部地区、边远地区医疗服务技术水平低,"强基层、保基本"的任务非常艰巨。

资源总体不足,资源分布不均,服务体系不健全等问题并存,所以,发展与改革必须同步推进,要构建一个强大的基层网络化医疗服务体系,解决医疗资源配置的不平等、不合理的状态。

二、如何适应新的形势?

(一)以人类健康为主要研究方向

世界卫生组织(WHO)在《迎接 21 世纪的挑战》的报告中指出:"21 世纪的医学,不应继续以疾病为主要研究对象,而应以人类健康作为医学研究的主要方向"。医学发展的趋势已由"治病为目的的对高科技的无限追求",转向"预防疾病与损伤,维持和提高健康水平。"这一重大转变,有三个显著特点:一是由治疗疾病的医学转向保健医学,二是由关注人的疾病转向关注人的健康,第三,是在重视科技作用的同时,更加重视人文关怀。

(二)满足发展的具体策略

医学发展从这样几个方面,去调整、转移,以满足医学的需求。第一,重心下移。保障更多医疗资源向下、向基层做大做强。基层的网络化服务体系、全科医师为主的服务团队的建设,是整个基层网络化服务体系的基本支撑点。第二,重心前移。预防为主,健康管理。将重心放到预防,包括 1 级预防、2 级预防、3 级预防等。第三,重心内移。不只关注疾病,更要关注患者的情绪、心理,甚至灵魂层面上的要求。

a 人口老龄化加速发展

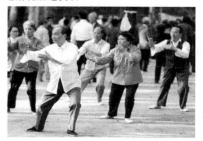

b 环境污染日趋严重

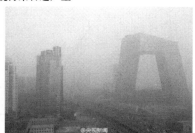

c 食品安全令人担忧

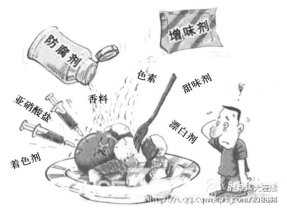

d 生活方式不健康

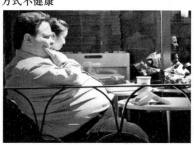

e 中国疾病负担

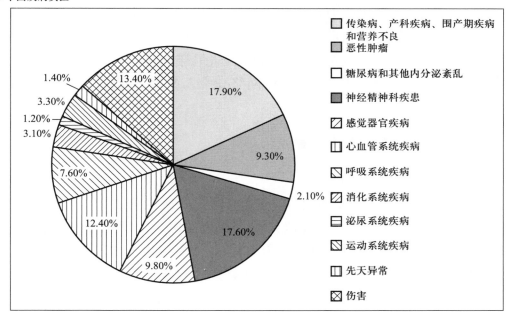

图1　刚性医疗需求持续增长

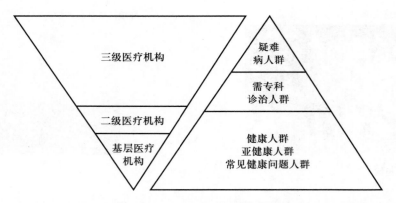

图 2　卫生供给呈现"倒三角"状态，卫生需求呈现"正三角"状态

三、我国的医疗体系现状及改革方向

（一）不稳定的金字塔结构

从总体上看，建国以后我国构建了比较合理的医疗服务体系。简单的概括如下：我国大概有 60 万个村卫生室，5 万个乡镇卫生院（社区卫生服务中心），4000 家县区级医院，300 家区域医疗中心（地市级），200 家省级医疗中心，100 家国家级医疗中心，呈现出较为合理的金字塔结构。特别是一二层面，依靠地缘优势以及各种资源优势，获得政府的支持，得到了较快发展。三层面发展也不错，五和六层次虽有所发展，且结构、数量已达标，但塔底仍不稳定。在这样的历史背景下，促使我们特别强调，要用基层网络化服务体系的建设来推进中国的医改，来改善中国的医疗服务体系。

（二）基层医疗服务体系的建设

1. 医疗服务团队的建设

我国基层医疗服务体系的建设，一方面是全科医生为主的医疗服务团队的建设，按照医疗机构的职能，医院应该配备相应的医生。即初诊医疗机构，以全科医生为主体；二级医院以专科医生为主体；三级医院以亚专科医生为主体的医疗团队配置（图 3）。但十分遗憾的是，目前我国数量最为庞大的初诊医疗机构所配备的全科医生数量非常少。根据 2014 年卫计委的一份统计数据，有 14.5 万名医生注册为全科医生，其中大概只有 40 000 人真正完成了五年本科教育、三年全科医生规划培训，还有 90 000 多人是通过转岗培训出来的。初诊医疗机构非常需要这样一批人群，要推进中国的医疗服务体系健康发展，必须建设好基层的网络化服务体系,要建设好基层的网络化服务体系就必须大力发展以全科医生为团队的服务团队。

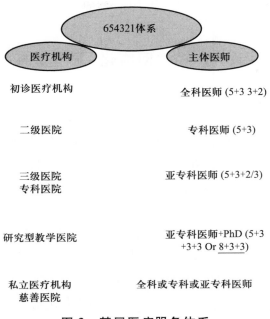

医疗机构	主体医师
初诊医疗机构	全科医师 (5+3 3+2)
二级医院	专科医师 (5+3)
三级医院 专科医院	亚专科医师 (5+3+2/3)
研究型教学医院	亚专科医师+PhD (5+3 +3+3 Or 8+3+3)
私立医疗机构 慈善医院	全科或专科或亚专科医师

图3　基层医疗服务体系

2. 糖尿病:网络化分级管理

一方面是我国基层医疗服务体系的建设,另一方面是网络化的主体建设。下面,举例说明基层网络化的服务体系,对于我国发展中的医疗服务体系的健康发展的必要性。

2014年的统计数据显示,我国有9700万糖尿病患者。作为一种常见病,糖尿病的治疗有标准化的诊疗规范,大部分糖尿病患者是可以遵循规范进行治疗的。

具体来说,一级机构可为患者进行初诊、教育、生活方式的干预、足病检查、血糖及肝肾功能的检测、降糖降压的治疗等,基本的糖尿病的管理,均可在一级机构进行处理。

在二级医院/县级的医院,可以进行专科检查:眼底照相、并发症的专科治疗、复杂胰岛素治疗方案、糖尿病急性并发症及严重低血糖的治疗等。

只有到了复杂情况,才需要到三级医院,比如诊断分型难以确定的糖尿病、二级医院不能处理的复杂病情、糖尿病减重手术治疗、试验性治疗等。

如若9700万糖尿病病人,能够在一、二级机构进行就诊的话,对于大医院看病难的问题是非常好的缓解。

此外,在这个基层的网络化医疗服务体系里,还包括双向转诊,即从基层医疗卫生机构逐级向上级转诊;上级医院制定医疗方案,在下级医院或基层医疗卫生机构实施;在基层医疗卫生机构实施糖尿病患者的日常监测管理,实现整个体系真正网络化。

四、另一个"网络化"服务体系

（一）互联网+医疗

新科技革命的加速演进为创新性地解决临床诊疗难题和医疗服务问题提供了新的可行方案,移动医疗、精准医疗、基因技术等新技术和服务模式已在攻克重大疾病、破解就医难题、降低医疗负担、引领医学模式转型等方面展现出良好应用前景。

在互联网+医疗的模式下,可进行医生培训与继续教育,咨询、会诊、诊疗（一部分疾病）;互联网界定各级医疗机构服务范围;设定了各级医疗机构的服务内容及诊疗规范;最主要的是互联网实现了实时监管诊疗行为。互联网+医疗的模式对于发展中国的医疗服务体系,特别是网络化服务体系起到非常重要的作用（图4）。

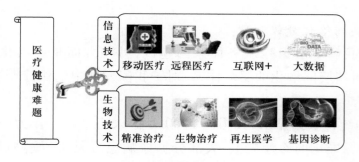

图4　互联网+医疗

（二）美国凯撒医疗集团的医疗管理模式

在这里举一个例子,美国凯撒医疗集团,号称全世界第一个自己购买人造卫星的医疗机构,其目的就是为了很好地解决网络化的医疗主体内部信息的传输。该集团希望在相对封闭的服务网络体系内部,实现数据的快速传输。美国凯撒医疗集团独特的医疗管理模式成为美国总统奥巴马大力推荐的HMO（健康维护组织）的典范。2015年6月8日,中国国家卫计委李斌主任会见了来访的凯撒医疗集团主席兼CEO。

美国凯撒医疗集团成立于 19 世纪 30 年代,可提供健康保险、健康管理、医疗,并建立了一个相对封闭的内部实现网络化的管理体系,即实行封闭式会员制(图 5)。旗下涵盖了 38 家医疗中心和大量的社区诊所并为 900 万会员提供医疗服务,其中,78% 为企业集体购买、17% 为美国政府购买的老人和穷人保险、5% 为个人购买。美国凯撒医疗集团目前有 13 万员工,1.1 万医生,一半专科医生,一半全科医生,4.5 万护士,主要分布在美国中西部 8 个州和哥伦比亚特区,构成了这样一个庞大的公共卫生医疗服务体系。这个集团的年收入是 420 亿美元(人均 4666 美元),医疗成本费用比其他医院低 17%。特别重要的一点是他们重视预防和健康管理,医护人员深入社区,主动服务宣传,每个家庭医师团队负责 2000 名会员的健康保健工作。

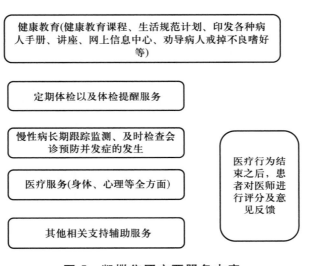

图 5　凯撒集团主要服务内容

1933 年,凯撒医疗集团的前身只有一个医生和一个护士。美国南加州的新兴城市需要建设很长的输水管道。由于当地没有医疗设施,工人如果受伤了,要三天的时间才能去到南加州医治,因此工人们请了一个医生和一个护士到工地里做医疗队。但后来医生发现,没有人受伤的时候,他就没有收入,而有时候一个人受伤,他自己也承担不起医疗费用。所以,后来建立了新的机制,每个月每个工人预付 1.5 美元作为工伤费用交给医生护士,扣除 5 美分作为非工伤的医疗费用,万一工人受伤就从这里支出。因此,为了减少医疗费用支出,医生和护士花费很多时间去巡查工地,捡钉子,减少工人受伤的机会。后来发展到健康宣传、健康管理、慢性病的预防,形成非常好的网络化服务体系的利益共同体。

（三）实现网络化服务的制度设计

我国现在推进网络化服务体系依靠的是医联体，但却忽略了一个问题——没有形成真正利益主体，网络化的主体才是真正的形成利益的共同体。

我们经常推崇一个理念——预防为主，所有的医学界同仁也全都认同这个理念。那么，如何实现呢？我们的体制没有办法，所以必须依靠利益共同体，让医师和护士愿意将精力投入到预防上去。因为只有把预防做好了，后续的费用才会相应地减少。医疗费用减少以后，整个公司的回报更大，医生护士的收入才能够提高，所以就形成了一个保险机构、医疗机构的利益共同体。会员越少生病，医生越挣钱。在全科医生与专科医生（诊所与医疗中心）之间，也要形成利益共同体，全科医生把病人转出去，专科医生愿意收病人，内部形成合理的功能界定，有明确的分工与密切合作，能够合理地向上转诊。这些都是借助于信息化和精细化的管理才有可能实现的。也就是给全科医生明确的职能界定，比如糖尿病在什么层次由谁来负责，到了什么层次必须向上转诊。

所有这些都是通过信息化系统实现明确的功能界定、明确的诊断规范、明确的实时监管。这是互联网在其中发挥的非常重要的作用。如果没有这样的体系，利益共同体很难达成。这个是特别重要的机制，在中国，医疗服务体系非常需要进一步的完善和发展，在这个发展过程中，要充分考虑到利益的分享，合理机制的设计，同时充分利用好现代信息技术的手段，来支持这样一个理念的发展。

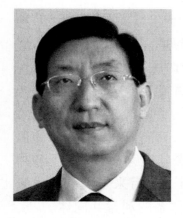

曾益新 中国科学院院士，现任北京协和医学院（原中国协和医科大学）校长。1990 年毕业于中山大学（原中山医科大学），获医学博士学位；1992 至 1997 年留学日本东京都立老人综合研究所、东京大学和美国宾夕法尼亚大学。1997 年 2 月，被聘为中山大学教授、博士生导师及中山大学肿瘤防治中心副主任、肿瘤研究所所长；1997 年 10 月，任肿瘤防治中心主任及肿瘤医院院长；2006 年，任华南肿瘤学国家重点实验室主任；2010 年 8 月，任中国医学科学院北京协和医学院副院校长；2011 年 8 月，就任北京协和医学院校长。

曾益新院士的研究重点是恶性肿瘤的发病机理及肿瘤的生物治疗，尤其在我国南方高发的鼻咽癌的发病机理方面取得突出成就。其研究工作曾获评"中国医药卫生十大科技新闻"和"中国高等学校十大科技进展"。作为第一责任人获得省部级一等奖 3 项,国家自然科学奖二等奖 1 项。曾获评"中国十大优秀青年科学家奖""何梁何利科技进步奖""中华医学会卫生政策奖"及"中国高校优秀教师""卫生部突出贡献中青年专家""国务院政府特殊津贴专家""广东省十大创新人物"等荣誉称号。曾入选"新世纪百千万人才工程"首批国家级人选。2010 年获颁瑞典卡罗琳斯卡医学院为其 300 周年校庆颁出的第一枚大银质奖章。获聘卡罗琳斯卡医学院外籍兼职教授、香港中文大学临床荣誉教授、澳门科技大学荣誉教授。

1997 年至今,曾益新院士先后获得 CMB 基金、国家杰出青年基金、美国 NIH R01 基金等科研项目的支持,担任"863"重大专项"重大疾病的分子分型和个体化诊疗"的总体专家组组长、"973"项目"病毒致瘤的分子机理研究"的首席专家。在学术期刊上共发表论文 300 余篇,其中在 SCI 收录刊物上发表 160 余篇。

担任《癌症》杂志主编、卫生部统编研究生教材《肿瘤学》主编、*Journal of Biological Chemistry*、*Cancer Biology and Therapy*、*Cell Cycle*、*Journal of Translational Medicine* 等期刊的编委。曾任 WHO 国际癌症研究机构"肿瘤分子分型工作委员会"主席 、国际 EB 病毒与相关疾病协会理事长。

现兼任国务院医改专家咨询委员会委员、中国抗癌协会副理事长、中华医学会全科医学分会主任委员。

2005 年 11 月,当选为中国科学院院士;2008 年,当选发展中国家科学院(原第三世界科学院)院士;2011 年,当选国际欧亚科学院院士。

创新领导变革的艺术

郑静晨

中国武警总医院

　　摘要：研讨当前医药卫生领域的热点，共同谋划发展创新的未来。这是一次思想的碰撞和心灵的涤荡：在反思回眸中领悟真谛，在廓清破立中触摸希望。2015年3月，国家出台了《深化体制机制改革加快实施创新驱动发展战略的若干意见》，前不久又出台《积极推进"互联网+"行动指导意见》。可谓是"变革何惧海中浪，创新扬帆正当时"！

一、大众创业、万众创新的局面已经形成

　　我们生活在一个信息量很大、创新很多、变革很快的时代，这个时代有几个特点，信息爆炸、学科交叉、跨界为王、屌丝逆袭等。

　　目前，"大众创业，万众创新"的局面已经形成。创新成为我们这个时代的最强音符。国家"十二五规划""党的十八报告"及"中央政治局第九次集体学习"相继确立"创新驱动"为国家战略，并且将其提升到关乎国家、民族命运的政治高度对待。

　　近几年来，在大数据、云计算出现以后，信息量成千上万倍的增加。我们把信息充分集合，将需要的信息提炼出来，并加以利用，对经济驱动、社会发展都非常有用。这有一个沃尔玛的小案例：去买婴儿尿布的男性，很大一部分要买啤酒，超市管理人员就把啤酒柜台和婴儿尿布调到一起，由此一来啤酒的销量就大幅攀升，这充分说明了集合信息的重要性。

　　很多诺贝尔奖的获得者是在"交叉学科"的情况下产生的。我们现在做的灾害救援医学就是交叉学科，也包括院内急诊和ICU等传统方向。

　　跨界为王，很多东西跨界了，可能就出现新的东西了，在医学上，诊断具有革命性的创新。核磁，是搞物理的人发现的。每一种物质都有自己不同的振动频率，后来想到人的每一个分子、每一个细胞频率可能也不一样，随即展开了研究，最后发明了核磁共振检查。

　　屌丝逆袭，这是个中性词，很多90后，他们没有创业资本，但有的是梦想、创意，他们做了很多的创新。大众创业、万众创新的局面已经形成。

经济社会驱动模式有三个方面:要素、投资、创新驱动(图1)。我们是中等收入国家,过去的劳动力剩余,可以分流到城市,现在劳动力逐渐短缺。尤其农村剩余劳动力减少,而老龄化的到来又加速了劳动力的短缺。这时候再靠"要素"推动就已经很难了,所以进入了刘易斯拐点。一个国家,当社会矛盾集中爆发的时候,要素驱动很小了,要靠别的驱动模式来推动经济运行。当产量达到一定程度的时候,再靠投资拉动产量,边际效益开始减了。这个时候经济社会运行模式主要靠创新驱动。从美国的"再工业化",到德国的"工业4.0",都是很好的发展战略。

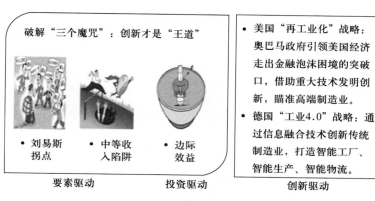

图1　新常态下,经济社会发展要靠创新"领跑"

二、医药卫生领域创新的重要性

我们医学领域也要不断的创新。过去有四大民生问题:衣、食、住、行。现在某些地区都基本解决了这些,新的五大民生问题也随之应运而生,那就是医疗、教育、住房、就业、养老。医疗创新符合国家的创新发展战略,它从原始社会一直伴随着时代进步,相关科学也在发展。这个速度比医学要快,并且它带动了医学,像CT、超声等。下一步是不是应该有设计感的创新?从高层设计我们自己的创新?奥巴马提出的精准医疗计划,会不会掀起一场技术和观念上的革命?疾病怎么筛查?诊断出来以后怎么修复?怎么个性化的治疗等这些都是亟需创新的问题,我们应该抓住医学领域的热点,在这个领域有所研究,有所进步。

把脉我国医药卫生领域的创新,有望、闻、问、切四个方面。

望——找差距。根据中国《国家创新指数系列调查研究报告》(2014年),资源配置模式美国排在第一,中国在第十九,这就是差距。详见图2。

闻——找问题。我们的医疗体系到底有什么问题?主要是机制、人才、技术、文化四方面的(图3)。在创新的步伐中,医院取消了以药养医,以技养医,改革了人才培养机制。原有的模式为什么培养出来的拔尖人才很少，到底是什么原因？过去是经验医学时代。祖先看到天上有日月、有星辰，有白天和晚上，就想到了天是平衡的，天人合一，人也应该是平衡的。所注重的是宏观、是整体，对微观的把握比较少。后来，医学进入一种实验阶段，很多人都看见了一个现象，树叶上落了一滴露珠，可以清晰地看到树叶的脉络，但是大家都看到了这个事情，都没有引起注意。

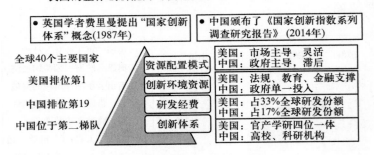

图 2　创新领导变革的艺术

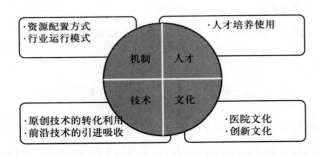

图 3　医药卫生领域亟待创新的问题

问——找反思。反思对疾病和医学的认识，因为观念始终影响着实践。中国古代，人们看见有天地、日月、昼夜轮替联想到阴阳平衡的医学理论。在经验医学时代，其突出特征基于"天人合一"观点，对疾病和医学着眼于最朴素的宏观和整体上的把握，却失之于细节。

威尼斯一个商人因到岛上做饭而发现了放大镜；伽利略将它的作用加以改进，于是乎天文望远镜诞生了；医学专业的虎克发明了显微镜，人类第一次看到自己的血液，进入微观的研究，慢慢对宏观不注意了。

随着对生命、疾病的研究不断深入，对于微观领域细节的把握也越来越精细，但却往往失之于全貌、全局。

面对现状："把器官当成患者、将症状视为疾病、把检验当成临床、视药师为医师、心理与躯体分离、医疗和护理分离、西医中医互不认账、重治疗轻预防、城乡医疗水平差距拉大等",于是又有专家学者创新性地提出了"整合医学"概念。医学在创新中不断摸索,不断前进。

切——找对策。针对我国医药领域存在的问题,结合深化医疗体制改革的趋势,进行一场有"设计感"的创新!

注重对问题的解剖、注重对顶层的设计、注重对细节的把握。

读懂创新,医学其实就是两件事:"救人"和"救急"。

我们医学上的创新,一个是救人,在日常生活状态下对疾病的诊断治疗,维护人类的健康;一个是救急,在突发状态下展开的急救。

三、创新救人模式:聚焦"看病贵""看病难"背后的系列问题

看病难、看病贵到底是只存在于我们国家的问题,还是全世界都有? 我们分析一下,看病确实难,一些偏远的乡村,缺医少药,老百姓看不了病,这是绝对性的难。还有相对性的难,就是大城市看病难,但很多社区医院是没有病人的,去那里看病就比较轻松了。所以说,大城市看病是相对性难。这是一个世界性的难题。美国虽有医疗保障,但公立医院看病要排好几个星期,也是看病难。

看病到底贵不贵? 有个人主观感受的贵,这跟消费水平有密切关系;有家庭无力支付的贵,确实有的贫困家庭无力支付医药费;也有社会无法承受的贵(图4)。

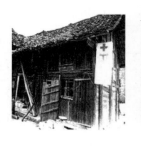
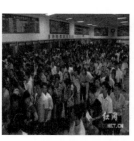
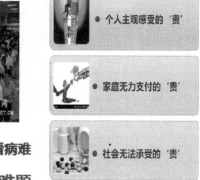

● "绝对性"看病难　　● "相对性"看病难

"看病难、看病贵"是世界性难题

图4　看病难、看病贵

"医疗资源重组与优化"是解决难题的核心,无论是"看病贵"还是"看病难"都离不开"医疗资源"这个基础问题。目前,我国的医疗卫生服务出现明显的两极分化,医疗资源配置不合理、不公平等矛盾突出。

（一）关注和思考："医疗资源配置不合理"为何成为世界难题

（1）医疗机构总量不少，但贫富失衡、分布失衡

我国医疗床位资源并不落后，只是医疗卫生资源的总体布局不合理，影响了医疗卫生服务提供的公平与效率（图5、表1）。

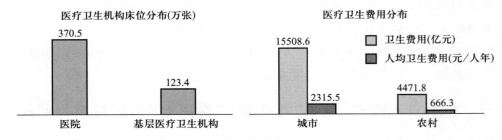

图 5　医疗资源配置不合理

数据来源：《2011 年我国卫生事业发展统计公报》

表 1　中国与主要 OECD 国家卫生资源及利用状况

国家	千人口医师/人	千人口护士/人	医护比	千人口床位/张	医师日均诊疗人次/人次	医师日均住院床日/d
OECD 平均	3.18	8.70	2.74	4.83	8.30	1.01
中国（2014 年）	2.12	2.20	0.96	4.85	7.50	2.60
法国	3.31	8.71	2.63	6.37	8.18	0.80
德国	3.84	11.37	2.96	8.27	10.06	1.63
美国	2.46	11.08	4.50	3.05	6.64	0.67
英国	2.81	8.57	3.05	2.95	7.09	0.99
加拿大	2.44	9.25	3.79	2.75	12.08	0.71
澳大利亚	3.31	10.09	3.05	3.77	8.06	0.66
新西兰	2.64	10.02	3.80	2.80	6.19	1.30
韩国	2.04	4.72	2.31	9.56	25.78	2.97
日本	2.21	10.04	4.54	13.40	23.62	2.42
墨西哥	2.20	2.66	1.21	1.68	4.89	0.24
智利	1.58	4.20	2.66	2.22	8.32	0.97

数据来源：OECD Health Data 2014，OECD，经济合作与发展组织。《中国卫生统计年鉴 2014》。

社会在发展,医疗需求上涨快过 GDP,核心问题是如何进行医疗资源的重组与优化配置,要先解决这些矛盾。配置不合理,不是中国独有的问题,我国医院床位数和发达国家医院没有太大的差距,但其分布主要集中在城市和大医院;医疗资源经费主要分布在城市。老年人看病很难,很多医院都在追求平均床位使用率和平均床位使用天数,老年病医院不多,医院设老年科的也不多,这就为老年人就医带来了很大困难。所以未来要解决"不平衡",发展自然科学医养结合的模式。

（2）医疗机构框架较全但发展不均衡

我们要应对老龄化社会的到来、应对人们对美追求的空前高涨、应对慢性病人数井喷式增长、应对生态恶化导致的身、心疾病的发生。

随着人们生活水平的提高,对美的追求越来越多。现在一些大医院开美容整形科,社会上不懂医的人办"美容"的也很多,所以需求是有的,关键是规范行医。另外,慢病升高以后,怎么管理好？怎样预防身心的疾病？社会压力大了,对精神卫生的需求也很多。这都需要合理解决,以促进医疗框架发展的平衡（图 6）。

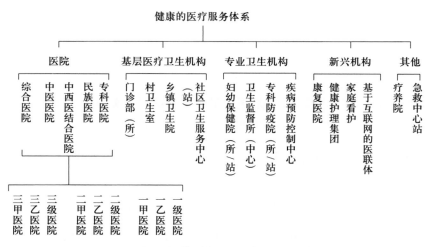

图 6　医疗服务体系框架齐全但发展不均衡

（3）医生都去哪了?

病人的需求在增长,但有很多专家,不愿意再让子女学医,因为责任大,压力大,一生在学习,不停考职称,还被告上法庭,收入不高,社会地位也不高。很多医生好不容易把规培搞完了以后,就转行了,不愿再做医生。留下坚守的人压力非常大。归根结底是薪酬机制不合理、职业环境持续恶化、工作负荷过重、没有实现人才流动性的原因,导致了医生的大量流失。

（4）医院分级而患者就诊不分级

我们把医院分为一级医院、二级医院、三级医院,以便患者就医。但患者就医时图方便好还是跨级好?有人说小病去小医院,大病去大医院,那么怎么界定是小病?社会地位高,患的病就是大病?社会地位低,经费少,患的就是小病?这些都是问题,而相关部门并没有明确地区分哪一级的医院应该接受哪类疾病的患者,哪一类疾病的患者应该到哪一级别的医院就诊。所以说医疗保险体制与公平管理体制是不健全的(图7)。

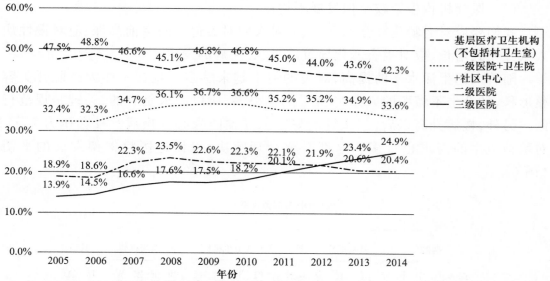

图 7 2005—2014 年全国医院、基层医疗卫生机构诊疗人次的占比(剔除村卫生室)

数据来源:2010-2014 年《中国卫生统计年鉴》

（5）医院补偿机制不健全和"以药养医"

2014 年我国卫生总费用占 GDP 的 5.6%,低于高收入国家 8.1%、低收入国家 6.2%。全国公立医院中,三级医院药品收入占比 46%;二级医院达到 80%(图 8)。

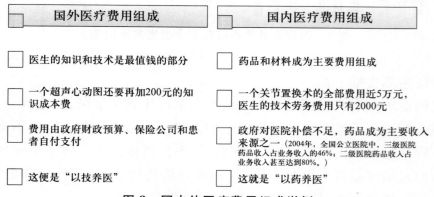

图 8 国内外医疗费用组成举例

（6）医疗保险水平低、公平性差，管理体制不健全

城乡差别大，尤其公务员与普通百姓的差别更为显著，无养老保险人群比例高，个人支付比例高，城镇居民基本医疗保险和新型农村合作医疗的保障水平仍然偏低，医保基金使用中存在诸多滥用、挪用等违规情况。

（7）大型设备分布失衡，采管制度落后

大医院大型设备的配置存在盲目攀比、重复建设的现象。不同医疗机构间缺少检查结果互认与共享，各级医院设备使用率参差不齐。

（8）医院信息孤岛难以打破

各级机构信息系统整合障碍重重，资源彼此独立和封闭，标准化和规范化成为医院信息化建设的主要瓶颈（图9）。现在医院都在开发自己的信息系统，且都不外传。每个医院对别的医院的检查结果既不互认，又不共享。患者转诊时都要拿着一堆检查单子，跟第一次看病一样，所有的检查都要重新做，增加了很多不必要的麻烦。

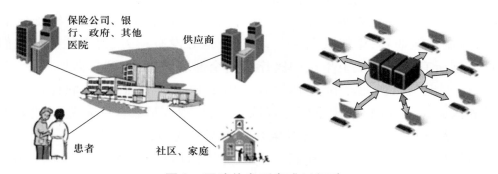

图9　医院信息孤岛难以打破

（二）我们的一些构想

（1）总体思路

针对上述八个问题的症结所在，强调以患者为中心，从机制、人才、管理、文化四个方面，按照三个维度进行创新。

以患者为中心，一切都是为了患者，所有的改革，所有的创新都是为了患者，做得再好，看不好患者的病，一切等于零。所以第一要从点到面，要释放人力资源，让人的因素发挥出来。第二个是从横到纵，再造医疗机构的运行模式。第三从地面到云端，利用互联网整合现在碎片化的医疗（图10）。

（2）探讨"契约式健康家庭医生"

国外是增加家庭医生数量可明显降低居民死亡率。国内是让医生多点执业，释放其积极性；国家在推行全科医师制度。

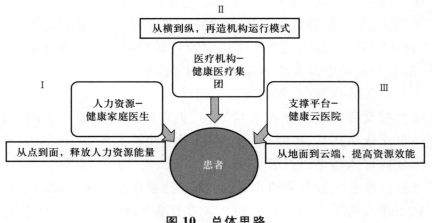

图 10　总体思路

（3）探讨建立医疗集团的运行模式

现在基层医疗卫生搞不上去,待遇低,职称上不去,就是留不住人,都被大医院吸引走了。我们现在在西藏搞了一个"院带队"的模式。基层一线支队的卫生队,不编制高级职称,中级就到头了,在这个地方没有动力,留不住人。我们在西藏试点把所有西藏支队卫生队的医疗编制全部取消了,编到总队医院了,对卫生队实行"派出"机构,每个医生必须有一年半时间到下面带职,职称评定和薪酬待遇和医院是一样的,实现了医疗资源下沉,这很好地解决了问题。武警卫生系统"院带队"模式也解决了基层卫生人才留不住的问题。

探讨国际健康医疗集团的运行。美国梅奥诊所(世界最大综合医疗中心)覆盖 3 个州,拥有 4 家大医院、十几家诊所、3000 余名医生。

（4）探讨健康云医院,把旧模式变成新模式

过去是线下服务的,医疗和其他事情都不一样,医生要见病人,全部取代是不可能的,但是可以线上线下同时进行,更好地结合(图 11)。

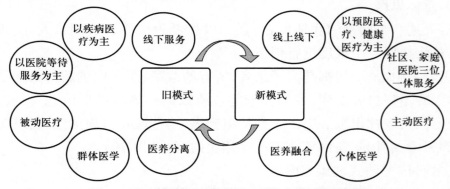

图 11　探讨健康云医院,把旧模式变成新模式

四、创新"救急"模式:以五项救治技术为基石的医学救援新模式

灾害发生造成短时间内批量伤员生成,救人的关键是争分夺秒、快速抢救危重伤员。

降低死亡率,争分夺秒的快速抢救危重伤员成为重中之重。国外多采取"紧急医疗后送救治模式",重点围绕空中、地面、水上形成立体网络,在现场只给予伤员检伤分类和必要的生命支持,然后快速后送,并在后送途中维持高质量的医疗救治,与时间赛跑。因为我国人口密度大、重大灾害多、伤亡数量大、低空运输限制以及装备、基础设施建设等原因,现场救治是我们的薄弱环节,国外的模式在我国是行不通的。

我们的救援理念是迅速把一个好的医院投送到现场,迅速展开现场救治。我们提出在全国建立"现场救援模式",通过"三级救治"组织体系,将后方救治力量尽快输送到灾害现场,承担现场急救和伤员的早期通过性治疗。

(一)医学救援现场五项技术体系

从过去战争年代到现在,战伤有四大技术:止血、包扎、搬运、固定。热兵器时代不可能在现场建立医院,必须迅速转走,非战争军事行动可以在现场建立医院,四大技术已经用不上了,叫做四个手段,是众多技术里的四个方法。现在我们创新了一个现场救治的五项技术体系(图12)。

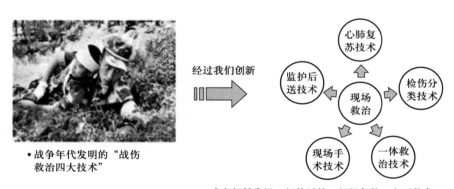

· 战争年代发明的"战伤救治四大技术"

经过我们创新 →

心肺复苏技术　检伤分类技术　监护后送技术　现场救治　现场手术技术　一体救治技术

唯有超越常规,超前延伸,超强急救,方可救命

图 12　现场救治的五项技术体系

(1)检伤分类技术

传统做法是用不同颜色伤标区分轻、中、重伤员。但问题是伤者信息不全、伤情不明、重复检查、效率低下、延误救治等。经过创新后,我们采用单兵手持式检伤分类智能终端和腕带式电子伤票(图13)。快速实现了伤情一次录入,各级

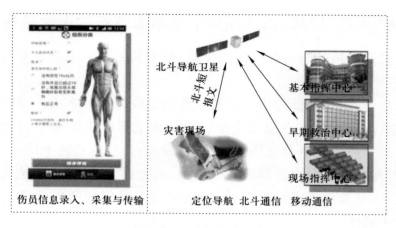

图 13　检伤分类技术

救治机构全程共享、持续完善等目标；音视频点对点、点对面全球同步传输，实现了单兵自救咨询和重大伤情多医院联合会诊；内置伤情救治专家指导系统，可在通信完全中断的情况下，为危重伤病诊治提供实时智力支持；满足多种特殊检伤分类需求，如特殊伤情、特殊人群、精神损伤等，为快速抢救生命赢得了时间。

（2）心肺复苏技术

针对胸、肋骨骨折、血气胸等不能常规按压的情况，在狭小空间、运输途中和半卧位等特殊环境和体位无法实施常规复苏的问题，经过创新后的设施完全可以避免（图 14）。

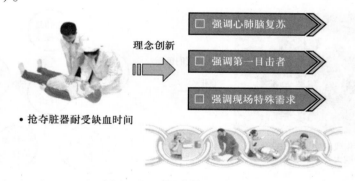

图 14　心肺复苏技术

（3）现场手术技术

现场紧急救命手术是抢救危重伤员的最关键环节。

现场手术室空气净化、手术设备不易携带展开、现场手术无法得到后方专家直视指导、手术器械无法现场快速消毒重复使用、大型检查设备不易搬到现场等问题都会影响救治速度。

未来医学发展的外科,移植、介入、微创发展的方向是怎样把这些东西带到现场,进行急救(图15)。让受伤者有更好的医疗条件,得到现代科技发展带来的益处。

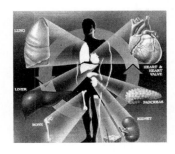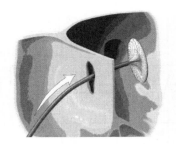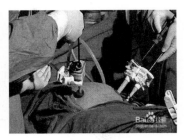

图 15　移植技术,介入技术,微创技术

在灾害现场使用 3D 打印技术。现在有没有可能用活体的细胞支持 3D 打印,现场打印皮肤、肢体,都是未来研究的方向。

有了硬件的支撑,未来我们还要在灾害现场开展更加先进的外科救治技术。

灾害现场,类似外伤造成的严重组织缺损的病例不少。活细胞 3D 打印技术大有用武之地。

(4) 一体救治技术

现在的救援队要么是"医疗"队,要么是"消防"队,懂医的不会搜索,搜索的不懂医。我们是集搜索、营救、医疗、心理、防疫为一体的医疗队(图 16、17)。在搜索领域、医疗领域都有所整合。

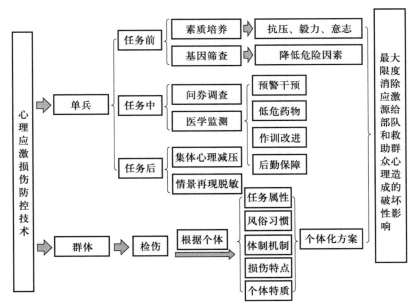

图 16　心理损伤防控领域

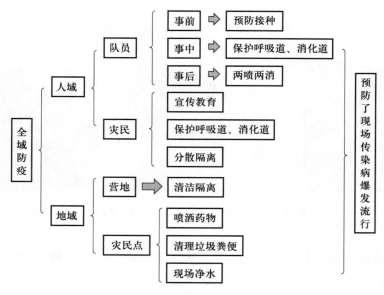

图 17   卫生防疫领域

搜救技术领域解决了搜索营救与医疗脱节、危重伤员救治成功率低的世界性难题,伤员第一目击者就可实施医疗救治,把搜索营救的过程转变为抢救治疗的过程。我们首创了这种救援理念,建立了技术规范,实现了一专多能、一队多用。

医疗技术领域。以数字微波传输技术为基础,研发单兵点状图像采集传输设备,解决了救援人员对废墟压埋下第一现场重伤员进行远程会诊的问题。

(5)监护后送技术

后送是死亡的第三个高峰,为了在这个环节降低死亡率,我们研发了相关技术和装备,把转运过程变为边送边治的抢救过程(图 18)。

后送车辆升级,双人、方舱等多种类型监护后送车辆。机舱改重症监护单元后送模式。遍布全国主要区域的武警直升机大队为陆海空立体救援奠定装备基础,实现一机多用、一专多能、拆装迅速、平战结合、陆空兼容、军地两用的目的。

智能机载救护系统,充分利用机舱空间,增加直升机运力,高级生命支持监护系统,配备不同救治模块、高级生命支持和监护。

隔离防护罩集隔离、防护、治疗于一体:生化、辐射防护,传染性疾病隔离,升温/物理降温,高原环境增压。

训练模拟舱模拟不同飞行状态下机舱环境,降低训练费用,提高救援队员空中应急处置能力。

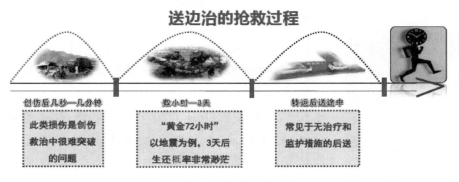

后送是死亡的第三个高峰，为了在这个环节降低死亡率，我们研发了相关技术和装备，把转运过程变为边送边治的抢救过程

创伤后几秒—几分钟	数小时—3天	转运后送途中
此类损伤是创伤救治中很难突破的问题	"黄金72小时"以地震为例，3天后生还概率非常渺茫	常见于无治疗和监护措施的后送

图 18　监护后送技术

发展海上救援平台，在大型船舶的基础上，预演可移动的船载医疗平台，分别设计直升机起降、救生艇救生、人员换乘、医疗救治和生活保障 5 个模块，确保各功能模块之间集约组合。

（二）五项救治技术实践验证

五项技术体系与装备成功应用到国内外 25 次重大突发事件救援任务，抢救危重伤员 6 万余名，提高了抢救成功率。

2009 年，五项救治技术体系得到联合国认定，授予我们国际重型救援队资质（世界 12 支，亚洲 2 支），2015 年又以全部科目满分的成绩通过了联合国重型救援队复审。同时授予我们现场指挥协调各国救援队的权力。

创新就是这样，有时候本以为触及全部，到头来发现得到的只是若干尘埃中的一粒；有时候虽然不知道何时发生，却能在最不经意间抓住稍纵即逝的机会。

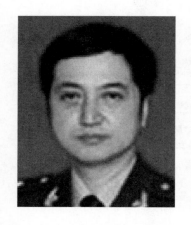

郑静晨　中国工程院院士，灾害救援医学专家。1983 年毕业于新疆医学院。中国国际救援队首席医疗官，中国医学救援协会副会长，国务院应急管理专家组专家。

郑静晨院士是我国灾害救援医学的主要开拓者之一，主持构建了灾害救援医学工程体系。建立了新学科灾害救援医学；针对重大灾害常导致大规模人员伤亡，抢救成功率低和死亡率高的难题，首创了以"检伤分类、一体救治、心肺复苏、现场手术和监护后送"为标志的"现代医学救援五项技术体系"，主持研发了"智能拓展式方舱医院""新一代折叠便携式方舱医院组合群"，实现了技术、装备创新和集成；把系统工程相关理论引入到灾害救援医学工程中，建立了灾害救援医学工程管理模式和运行机制。先后以第一完成人获得国家科技进步奖一等奖 1 项、二等奖 1 项，荣获"光华工程科技奖"。发表论文 69 篇，主编出版《灾害救援医学》等专著 6 部。被国务院和中央军委记一等功。

第三部分

专家主题报告

Innovative Practices in Primary Care Delivery

Leiyu Shi

Johns Hopkins Bloomberg School of Public Health,
Department of Health Policy & Management
Johns Hopkins Primary Care Policy Center
624 N. Broadway, Baltimore, Maryland 21205, USA

1 Introduction

Nearly all nations are working to improve their health care delivery systems. The growth of chronic disease and aging populations, in particular, has placed a substantial burden on health care systems in both developed and developing countries. It has been estimated that chronic diseases were responsible for 38 million (68%) of the world's 56 million deaths in 2012[1]. As population grows, deaths due to chronic diseases are projected to rise substantially to 52 million by 2030[2]. In the United States (US), about half of all adults—117 million people—had one or more chronic health conditions in 2012. One of four adults had two or more chronic health conditions[3]. At the same time, the requested resources for chronic disease management are enormous. More than 75% of the health care spending in the US is on people with chronic conditions. That's nearly $7900 for every American with a chronic disease[4].

In addition, population aging is a trend in most countries. The China National Committee on Aging reported China's aging population has been growing at a rate of 3.28% annually since 2001, and the elderly population is expected to hit 437 million by 2051, when three out of ten Chinese people will be over the age of sixty[5]. Therefore, responding to the impact of aging and increased challenges of managing chronic conditions among the burgeoning population has been considered as a future development strategy in almost all countries.

To address the above challenge, a health system oriented toward primary care services focusing on patients' health needs rather than on their diseases would be critical to assure greater effectiveness and equity in chronic condition management. Having an adequate supply and distribution of well-prepared primary care practitioners is essential for an effective and efficient health care system, and will help ensure the availability of primary care services[6]. This paper will highlight some of the innovative practices in promoting primary care in the US from system, practice, and technology perspectives.

2　Health System: Managed Care to Contain Cost

Innovations in health systems may affect levels of access and quality. The rise of managed care in the early 1970s evolved in the US to influence the use of medical care by improving outcomes and efficiency. Managed care is a system of combining health care delivery and financing arrangements, which entail interventions to control the price, volume, delivery site and intensity of health services provided, the goal of which is to maximize the value of health benefits and the coordination of health care management for a covered population. Patients are enrolled in a managed care plan on a prepaid basis with a defined benefit package that includes preventive and primary care services. Patients select (or are assigned) a primary care provider (PCP) who acts as a gatekeeper to coordinate specialty and hospital care. Utilization and clinical practice are reviewed to contain costs while improving health status. Providers are typically paid on a capitation basis but can be paid fee-for-service (FFS). Examples of mechanisms to control costs include case management, outreach programs, etc. In terms of case management, the goal of the program is to improve the ongoing care and comprehensiveness of primary care services, to ensure that patients receive the appropriate service from the right provider, at the right time, and in the least costly setting.

3　Health System: Community Oriented Health Services

Persons in a population have different risk levels of disease burden. In the past century, there has been a transition in health care from focusing on disease-oriented etiologies to person/family-focused and community-oriented primary care services provided in a continuous and coordinated manner in order to meet the health needs of the population[7]. The vertically integrated health system extending to its community is an evolving innovation in health system that bring together health and social service providers to better serve populations with complex care needs and to provide holistic, integrated care to all patients. In the community oriented and integrated system, populations are segmented into different tiers based on their health needs, such as well population with health promotion and disease prevention needs, people having low risk conditions with behavioral modification needs, patients having chronic conditions requiring continuing care, and patients having severe acute condition with episodic care needs, etc. In accordance with the segmented population characteristics and health care objectives, there are already structures that can facilitate coordination and access across different levels of the care continuum. Except for a few patients with severe acute conditions requiring more intensive inpatient care, the majority of the population's health needs can be met at the community level. For example, treatment for patients with low risk conditions would start at community health centers (CHCs), and patients would then be referred either upwards to higher level hospitals or downwards to communities on the basis of severity of disease within the vertically integrated system. The role of community-oriented care systems is to develop partnerships and linkages with community resources that support referral, avoid duplication of effort, and ensure integration of services as well as holistic care.

4   Health Practice: Shifting Practice Pattern

Given the large panels of most primary care practices as well as the primary care clinician shortage, the paradigm shift to team-based care is inevitable. Primary care practice in the US is undergoing a transformation——from physician-centered practices to patient-focused teams. An outpouring of energy, thought, and work has gone into this transformation, and a clear picture of this new primary care practice is emerging[8]. The paradigm shift transforms the practice from "I" to "we" and from "he/she" to "they," which refers to the transformations of practice from lone doctor-with-helpers to the high-functioning team model, and the shift from a sole focus on individual patients to a concern for the team's entire panel. In the old model, clinician assumes all responsibility, makes all decisions, and delegates tasks to other team members, whose job is to assist the clinician. The new paradigm means reallocating responsibilities, not just tasks, so that all team members share responsibility for and contribute meaningfully to the health of their patient panel. The patient panel is the team's panel, not the clinician's panel[9].

Effective team-based care is largely dependent on patient panel management. The panel management involves the stratification of patient population based on clinical needs so that primary care team can deploy appropriate resources to the patients with same health needs at the same time. The other key to success for team-based care is to design team roles to meet the needs of specific patient groups. For the general patient population, protocol-driven panel management conducted by medical assistants and staff have been shown to increase screening rates. Patients struggling to control their chronic conditions receive help from nurses, health educators and health coaches, while medically complex patients successfully coordinate their care and unnecessary hospitalization through their primary care doctors, registered nurses and physical therapists[8].

5　Health Practice: Accountable Care Organization

The move toward accountable care organizations (ACOs) provides one venue through which primary care providers such as community health centers may integrate in new ways. ACOs are groups of providers that assume responsibility for the total cost and quality of care for their patient population[10]. ACOs may involve a variety of provider configurations, ranging from integrated delivery systems and primary care medical groups to hospital-based systems and virtual networks of physicians such as independent practice associations. All ACOs should have a strong base of primary care [10,11]. ACOs can be implemented through different payment models. These could include opportunities to share in demonstrated savings within a fee-for-service environment, as well as limited or substantial capitation arrangements, in which providers take on some financial risk for poor-quality results or failure to control costs[12]. Thus, one of the core principles of ACOs is that the payments should link to quality improvements that also reduce overall costs. In addition, reliable and progressively more sophisticated performance measurement is demanded to support improvement and provide confidence that savings are achieved through improvements in care[10,11].

6　Technology: E-Health

Countries all over the world have embraced health information technology (IT) as a critical component of innovation in health care delivery. Greater use of health IT can help achieve many health care reform goals. Health IT can improve the effectiveness and efficiency of health care by reducing costs, improving the quality of care, and increasing access to integrated health care services and information. Health IT also contributes to broader health care goals such as creating a more patient-centered health care system by empowering individuals to better manage their own health care and enabling them to communicate more easily with their health care providers.

In 2009, the US Congress passed the Health Information Technology for Economic and Clinical Health (HITECH) Act as part of the American Recovery and Reinvestment Act (ARRA). HITECH will help move health care from a system where patient information is stored in paper medical records and carried from one doctor's office to a process where information is stored and shared securely and electronically. Health information will follow the patient and be available for clinical decision making as well as for uses beyond direct patient care, such as measuring quality of care[13]. The network has connected a diverse set of federal agencies and health care organizations that need to securely exchange electronic health information, including public health departments, CHCs, government agencies, health information organizations, health center networks, integrated delivery systems, and research institutes and communities.

7   Technology: Telemedicine

Telemedicine, a term literally means "healing at a distance,"[14] signifies the use of electronic information and communications technologies to provide and support health care when distance separates the participants[15]. The use of telemedicine has been demonstrated as an effective way of overcoming certain barriers to care, particularly for communities located in rural and remote areas. Telehealth technologies have the ability to address a wide range of patient needs. These advances are accomplished through faster transmission of data and utilizing new technology to better process information from patients——increasing access to care. Through advanced care coordination, patient education and technology, patients can report their weight, blood pressure, heart rate and symptoms daily to tele-monitoring nurses——reducing the need for trips to the hospital. In its 10 years in operation, the program has yielded an estimated $10 million in savings and a 51% reduction in hospital readmissions for patients with heart failure[16].

8   Technology: M-Health

The use of mobile and wireless technologies to support the achievement of health objectives (M-Health) has the potential to transform the face of health service delivery across the globe. A powerful combination of factors is driving this change. These include rapid advances in mobile technologies and applications, a rise in new opportunities for the integration of mobile health into existing eHealth services, and the continued growth in coverage of mobile cellular networks[17]. M-Health usage is growing rapidly in the United States.

There are a number of benefits that arise from the development and adoption of M-Health. First, M-Health offers the potential to advance the vision of patient-centered care by helping patients and their families take a more active role in their health care, giving patients access to their health information and providing them with tools to electronically communicate with their clinical care team. Second, M-Health improves access and affordability of health care by lowering disparities based on geography and income. Wireless solutions help those living in rural areas gain access to health care and receive early stage diagnosis and treatment that can ward off more expensive illnesses. Third, mobile phones and mobile enabled devices aid the patient experience by providing a means to deliver medical reminders and diagnostic information to patients and physicians. This improves the efficacy of therapies and reduces the risk of more serious illnesses down the road. Finally, mobile health helps policymakers by encouraging better health data collection and analysis. Mobile devices help facilitate the development of data sharing networks and data analytics that improve the informational bases of health care decision-making. In the long run, better information will improve the manner in which we make major health care and budgetary decisions[18].

9   Technology: Medical Kiosk

The increase in heart disease and diabetes has provoked innovators to think about medical technologies for preventive care that would be easy to use, portable and can allow remote monitoring. Medical kiosks are computerized, electronic kiosks. Some function as patient check-in stations at hospitals or doctors' offices. Other, more advanced kiosks can perform basic diagnostic tests on patients. Most medical kiosks have touchscreens and can be classified as interactive kiosks to monitor patients on a regular basis, especially for those with chronic illness.

10   Conclusion

This paper has summarized a series of innovative practices in primary care from system, practice, and technology applications perspectives. These practices must be integrated to reach their full potentials. There must be a shift in health care delivery in light of changing population demographic trends (i.e., aging and longer life expectancies) as well as a paradigm shift from acute illness to chronic disease. Health care systems must focus on wellness rather than illness, on preventive care rather than acute care, on community well-being rather than merely individual health, on integrated delivery system rather than independent institutions and fragmented care, and on a continuum of services rather than service lapses or duplication of care.

References

1. World Health Organization. Global Status Report on Noncommunicable Diseases 2014. Geneva: World Health Organization,2014.

2. Mathers CD, Loncar D. Projections of global mortality and burden of disease 2002-2030. PLoS Med, 2006,3(11):e442.

3. Ward BW, Schiller JS, Goodman RA. Multiple chronic conditions among US adults: a 2012 update. Prev Chronic Dis, 2014,11:130389.

4. Centers for Disease Control and Prevention. The Power to Prevent, The Call to Control,2009. Accessed at http://www.cdc.gov/chronicdisease/pdf/2009-Power-of-Prevention.pdf.

5. Xinhua News Agency, China. February 24, 2006. http://www.china.org.cn/english/government/159217.htm.

6. U.S. Department of Health and Human Services, Health Resources and Services Administration, National Center for Health Workforce Analysis. Projecting the Supply and Demand for Primary Care Practitioners Through 2020. Rockville, Maryland: U.S. Department of Health and Human Services, 2013.

7. Shi L. The impact of primary care: a focused review. Scientifica (Cairo),2012,2012:1-22.

8. Willard R, Bodenheimer. The Building Blocks of High-performing Primary Care: Lessons from the Field. California Health Care Foundation,2012.

9. Ghorob A, Bodenheimer T. Share the care™: Building teams in primary care practices. J Am Board Fam Med, 2012, 25 (2): 143-145.

10. McClellan MB, McKethan AN, Lewis JL, et al. A National strategy to put accountable care into practice. Health Aff (Millwood), 2010,29(5):982-990.

11. Lewis VA, Colla CH, Carluzzo KL, et al. Accountable Care Organizations in the United States: Market and Demographic Factors Associated with Formation. Health Serv Res, 2013, 48(6):1840-1858.

12. Miller HD. How to create accountable care organizations [Internet]. Executive summary. Pittsburgh (PA): Center for Health Care Quality and Payment Reform, 2009 Sept 7 [cited 2010 Mar 9]. Available from: http://www.chqpr.org/downloads/HowtoCreateAccountableCareOrganizationsExecutiveSummary.pdf

13. The Office of the National Coordinator for Health Information Technology. Nationwide Health Information Network (NwHIN). Available at：http://www. healthit. gov/policy-researchers-implementers/nationwide-health-information-network-nwhin.

14. Strehle EM, Shabde N. One hundred years of telemedicine：does this new technology have a place in paediatrics? Arch Dis Child, 2006, 91(12)：956-959.

15. Institute of Medicine Committee on Evaluating Clinical Applications of Telemedicine. Telemedicine：A Guide to Assessing Telecommunications in Health Care.Washington DC：National Academy Press, 1996.

16. Andrew Broderick. Case Studies in Telehealth Adoption. Partners Health care：Connecting Heart Failure Patients to Providers Through Remote Monitoring. The Commonwealth Fund, 2013.

17. World Health Organization. "mHealth：New Horizons for Health Through Mobile Technologies." Global Observatory for eHealth Series, Volume 3, 2011.

18. Center for Technology Innovation at Brookings. mHealth in China and the United States：How Mobile Technology is Transforming Health care in the World's Two Largest Economies, 2013. Available at：http://www.insidepolitics.org/brookingsreports/mHealthChinaUS.pdf.

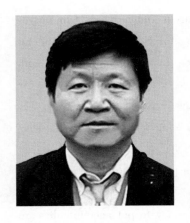

Leiyu Shi（石磊玉） 约翰·霍普金斯大学公共卫生学院卫生政策与管理系教授，初级卫生保健政策研究中心主任。石教授毕业于加州大学伯克利分校，获得卫生政策与管理博士学位和工商管理硕士学位。主要研究方向为初级卫生保健、健康公平性和脆弱人群。针对初级卫生保健和健康结果的关联性，特别是初级卫生保健对于减少收入差距对健康结果不利影响的作用方面进行了广泛而深入的研究。石教授在全国范围内针对脆弱人群的研究，特别是社区医疗中心对脆弱人群提供卫生服务的研究领域取得了一系列显著的学术成就和影响，研究内容包括卫生服务模式的可持续性、医疗人员的招聘及留用、财务绩效、管理式医疗以及卫生服务质量。石教授撰写了 10 部教科书，并发表学术论文 180 余篇。

分级诊疗的三项基本原则

——从广州分级医疗再出发谈起

廖新波

广东省卫生和计划生育委员会

今年医改似乎再次发力，试图通过分级诊疗全面解决大医院人满为患的问题。都说"看病难"，难在哪里呢？似乎也说不清楚！都说实现分级医疗是破解"看病难"的钥匙，难道分级医疗就是万能的钥匙？说是也不是！说是的话，在国外，不管在美国还是在欧洲，它们一直都在实行分级医疗；说不是的话，医改六年了，分级医疗一直是我们的目标，却一直不见成效，相反，患者更加往大医院跑了！2009—2013年的广东数据表明，全省大小医院的"营业额"都上升了，但是小医院和乡镇卫生院的上升幅度远远没有大医院大。说明什么呢？费用上涨了，看病却更难了！究竟如何才能解决"看病难"的问题？最近，广州为此而祭出"医院与社区"的法宝，希望通过医保报销的杠杆分流病人。不可否认，这确实是一招。

4月1日起，广州市职工医保普通门诊统筹新制度全面实施，以强化社区首诊、双向转诊的就医管理政策。在广州定点医疗机构中，职工医保参保人要选择1家基层医疗机构或一级医院作为其普通门诊报销的定点医疗机构，这是"社区"；在选定"社区"后，再选择1家二级或三级医疗机构作为其普通门诊报销的选定医院，称之为"医院"。职工医保参保人到"社区"就医，门诊统筹报销比例为80%；若经"社区"首诊并经转诊后30日内，再到"医院"门诊就医，则报销比例为55%。如果不经"社区"首诊和转诊就直接去"医院"门诊就诊，那么报销比例降为45%。

在广州，分级医疗"再出发"，大街小巷议论纷纷，"医院""社区"均为"争夺"病源沸腾起来，大有"嘈嘈切切错杂弹，大珠小珠落玉盘"的感觉。"社区"为吸引签约者，纷纷与"医院"签约，企求为签约者提供更加快捷便利的转诊"绿色通道"；"医院"也在轰轰烈烈与各基层医疗机构签约组建"医联体"，曰：实现信息共享，方便民众转诊！而民众也在"未雨绸缪"选择心仪的"医院"。由此热闹局面可以看出，新政颇有医疗资源大洗牌之功效。

　　且不说医疗机构与参保者如何得忙碌和如何得质疑,我的注意力集中在这一招是否能够真正解决"看病难"。我倒认为,这正是发展社区医疗的最佳时机,政府出新政的同时也是在考验自己如何接招。

　　在新政推行一个月之后,整个广州的医疗服务分布发生了微妙的变化:社区门诊的服务量明显上升了,大医院略有下降,但是中间层——二级医院(区医院)受到较大的冲击。这是不是好的兆头呢? 应该是! 同时,这既给省城城市或地级市的二级医院留下一个思考,又给试图推行的"三级医疗网络"的分级提出了思考。

　　大凡一国政府,实行分级医疗无非有三大法宝:医保资金、医疗机构和医疗质量。当支付制度确定之后,我认为政府必须从以下三个问题上发力。

　　首先,因势利导,加强社区医疗机构基本硬件建设。在"强基层"方面,新医改六年来已经投入很多了,社区医疗机构的硬件几乎不是问题。如果能够继续借助目前中央要求的东风,把社区医疗机构的分布布局好,尽量做到硬件建设的同质化,使患者和医护人员都能够在舒适的环境下进行医疗活动,那么才能"吸引"患者和医生。

　　当前,投保者对社区医疗机构不信任,原因很多。其中,人们将看病也当作一种"消费",而"消费"首先就是要求环境好。可是,就目前的广州而言,社区医疗机构的就医环境与条件参差不齐,布局很不合理,同时又被设定很多社会办医的"玻璃门"。要使社区医疗机构的条件同质化,就必须建立一个标准。现在标准已经有了,关键在于接下来的执行。对于政府来说,何不借此机会,加强社区医疗机构的建设,使之全面"达标"的同时实现服务机构多元化,为民众提供多样化的服务? 也只有这样,"社区"才能通过民众"消费"感受的第一关。

　　其次,提高社区医疗机构的服务能力,重点在于缺什么补什么。目前投保者抱怨最大的是"社区"的服务质量得不到保证。服务质量包括医技性和非医技性。比如说,如何理解和落实基本药物制度与取消以药养医? 看似与"社区"的服务能力没有半毛钱关系,但实际上,关系太大了! 如果"社区"连医生开的药都没有,患者都必须到"医院"去购买,那就是人为地把药"分等级"了,这不是天大的笑话吗? 药,本来就没有按医院等级来分,只有受限于医生的处方权限。可能没有一个国家是这样做的! 这个思维必须改变,必须彻底消除以药养医的"传统思维"!

　　再说,对于"社区"的医生而言,基本检查与检验是判断病情的基本依据。如果"社区"都不具备这样的条件,那么就会影响医生的服务质量与效能,也造成患者向上分流。这就是分级分诊的机制性的问题! 机制不改,再强劲的行政手段也阻挡不了病人的流向! 这就是我提出"缺什么补什么"的含义所在! 因此,如何为"社区"提供基本检查与检验,满足诸多"社区"的缺项,成为摆在我们面前的需要我们研究的课题。如今,第三方检查检验是国家的大政方针,也是未来医院管理模式的走向,所以建立第三方检查检验中心就是一个很好的解决途径。今年两会,李克强总理还提出"互联网+",假如把网络医疗、智慧医疗也作为战略因素来考虑,那么第三方检查检验中心所产生的影响将不可估量,社区医疗机构也将如虎添翼。

第三,借此机会大力推进医生多点执业,甚至使医生成为"社会人"。央府已经在全面地严格地控制公立医院的扩张和鼓励社会资本办医,未来的医院不是越办越大,分级医疗也不能作为大医院分割市场的工具。"医院""社区"定点后,不是将病人虹吸到"医院",而是同各项政策一起共同落实,使"医院"医生下沉到"社区",实现功能性的"患者不走,医生走"。"医院"不能以"满足民众需要"为由扩张地盘,而是着力于解决"社区"不能解决的问题,从而规范"医院"与"社区"的功能定位。当然,要使医生愿意下沉到社区,前提是要体现医生的价值,至少也不因医疗机构的大或小而制造同一个人在不同的"点"但"质"不同。因此,医保的支付政策也得随之修正,使之成为一种推动分级医疗和医生下沉的动力,而不是阻力。

积极投入的分级诊疗是新常态,作为公立医院的院长们,要大胆地"放"医生,让"你的"医生在外面为"你"建立信誉品牌。试想一下,如果你们医院的门诊开设在社区,不就可以腾出大量的医疗用房来发展特色、专科医疗吗?如果再将"不值钱"的基本疾病治疗与康复推向社区,那么提高大医院技术含量的同时,医院的本质不就回归了吗?

新政之下,社区医疗机构的硬件是基础,软件是提升,当硬件与软件建设得到巩固与加强,形成患者跟医生走的"新常态"时,才能更大程度地解决"看病难"的问题。

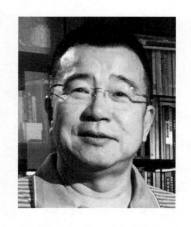

廖新波　1982 年广州医学院本科毕业，后在美国、英国、以色列及国内多个著名大学学习与研读，获中欧和中山大学岭南学院工商管理硕士。曾任广东省人民医院病理科副主任、办公室主任、副院长，广东省卫生厅副厅长，现任广东省卫计委巡视员。兼任中山大学、南方医科大学、广州医科大学、广州大学、南京医科大学客座教授，北京交通大学博士后指导导师。

是资深医政工作管理专家，也是资深网络大咖，在各种媒体发表了大量医改和医院管理文章，是《南方日报》等媒体的专栏作者。经受中央电视台、广东电视台、东方卫视、凤凰卫视、香港有线电视等知名媒体的专访，做过上百场的医改和医院管理报告，还独立著有《医院前线服务》《变革时期的医院管理》《医改何去何从》《医改正在进行时》《医改驶入深水区》等专著。

过度医疗的伦理学分析

廖新波

广东省卫生和计划生育委员会

摘要：随着媒体的报道以及民众对医疗费用的真切感受，人们对过度医疗已不再陌生，过度医疗问题也引起了学界的高度关注。本文将从伦理学的角度进行研究，分析过度医疗的表现形式和特征，着重剖析过度医疗违背伦理原则所带来的伦理弊端以及过度医疗产生的原因，从而提出过度医疗的综合治理对策。

一、引言

近些年，过度医疗已经成为人们关注的热点问题。相关研究证明，医疗资源总量的 20%～30%，用在了过度使用药品和无实际意义的医疗服务上，这种浪费与我国卫生资源的匮乏极不相称[1]。而在大洋彼岸的美国，扁桃体切除手术中的 16%、腕骨管状综合征治疗的 17%、心脏起搏器植入手术的 20%、子宫切除手术的 27%、剖腹产手术的 50% 都是不必要的[2]。因此，过度医疗不仅是中国的问题，也是世界的问题。为更好地推进我国医药卫生改革，更好地发挥医学在保护和增进人类健康方面的作用，促进社会的发展与进步，十分有必要对过度医疗问题进行伦理研究。

二、过度医疗的表现形式和特征

过度医疗是指在医疗活动中，由于多种原因所引起的医疗机构和医务人员提供超越治疗价值和范围的多余方式。与此疾病无关的、治疗效果不明显或不确定的，甚至使用了不是治疗此疾病的检查和药品也都属于过度医疗。目前，过度医疗在医药行业中普遍存在，一般发生在医院，并已带来严重的后果，最直接的体现就是"看病贵"，而且是造成"看病贵"的主要原因。从医疗服务的本质上讲，这是有违医学道德规范的。

(一)过度医疗的表现形式

1)过度用药

过度用药表现为经验用药无的放矢;盲目用药;联合用药搞"大包围";偏爱高档药物,冷落低廉药物;滥开辅助用药等。我国是抗菌药物使用大国。据国家卫生计生委统计,我国68.9%的住院病人使用抗菌药物,37.0%的病人联合使用抗菌药物;平均100个患者一天消耗80.1人份的抗菌药物,是世界卫生组织发布的全球平均值的一倍多[3]。滥用抗菌药物不仅造成了我国有限的医疗资源的浪费,还造成了严重的耐药性,给未来疾病的治疗增加了难度,更进一步浪费医疗资源。

2)过度检查

过度检查表现为检查项目套餐化;检查结果孤立化;检查手段复杂化;检查指征扩大化等。造成过度检查的原因是多方面的,有为了经济利益而诱导需求,有对医疗设备的日益依赖,有对医疗责任风险的规避,也有患者主动提出要求。据统计,我国CT检查阳性率仅为10%,远低于全世界50%的平均水平[4]。过度检查,特别是滥用放射性检查的问题应该引起我们高度重视。

3)过度治疗

过度治疗是指疾病的诊疗方式和手段超出了疾病诊疗的实际需要,表现为放宽住院标准;扩大治疗、手术适应症;热衷使用进口、高档医用器材等。据世界卫生组织统计,我国的剖腹产比例为46%,高居世界第一,其中一半为人为干预的非正常剖腹产。对于冠心病患者,国际上放支架和做搭桥手术的比例是7∶1到8∶1,而我国高达12∶1,很多不该放支架的人被放了支架[3]。临床中大量放弃保守治疗,选用激进治疗,造成了高昂的医药费用。过度治疗不仅给患者及其家属带来巨大的经济负担,也给患者身体带来巨大的伤害。

(二)过度医疗的特征

1)诊疗手段超过疾病的实际需要

对于疾病的诊疗,本可采用简便的、廉价的甚至于一次就足够的手段,但却采用了复杂的、昂贵的甚至被分成多次重复的手段。此种医疗行为超出了疾病诊疗的实际需要,而且对疾病的治愈、康复没有积极的作用,是不必要的、多余的以及不合理的。例如,对癌症晚期并且死亡已经不可逆转或者死亡征兆已经出现的患者进行挽救生命的无效治疗。

2)诊疗未能符合疾病的特点和诊疗规范

对于疾病的诊疗,未能从疾病的特点出发,未能遵循相关的疾病诊疗规范,采用了超常规的治疗。比如,用药未能遵循"能不用就不用,能少用就不多用;能口服不肌注,能肌注不输液"的原则;未能遵循医疗服务的一般原则,包括:先选用无创伤手段,后考虑有创伤手段;先选用常规手段,后考虑高新手段;先选用单一手段,后考虑复合手段;先选用廉价药物及耗材,后考虑高价药物及耗材等。

3)所提供的医疗服务超出个人、家庭以及社会的经济能力承受范围

一般来说,对于某种疾病的诊疗,医学界有相对公认的医药费用区间。如果某一疾病的医药费用超出这个区间,则可以认为该诊疗属于不合理的、过度的医疗(特殊病情除外)。纵使医疗机构和医务人员采用了适度的医疗,纵使对疾病的诊疗属于医学界公认的常规,但如果其医药费用超出了个人、家庭以及社会的经济承受范围,那么同样被认为是过度医疗。

4)所提供的医疗服务无利于患者的生理和心理健康,甚至造成损害

如果在疾病诊疗的过程中,医生所提供的医疗服务,使得患者接受了本不应该做的检查,吃了许多对疾病诊疗作用不大或者根本没有作用的药,承受了许多本不应该承受的痛苦,比如某些诊疗手段所带来的痛苦,还有某些检查所提示的疑似结果加重了患者的心理负担,甚至诱发了患者新的疾病,对患者的生理和心理造成更大的伤害。这些同样属于过度医疗。

三、过度医疗的伦理分析

过度医疗给国家、社会和家庭带来了一定的负面影响,既是一个复杂的社会问题,也是一个伦理问题。就其社会和伦理方面而言,它与我国医药卫生领域的诸多矛盾紧密相关,而且跟以往有所不同,更多是由某些体制和政策所造成的。不单单是医院、医生,还有政府(包括财政、卫生、人社等部门)、企业(包括药品、医疗设备、医用耗材等的生产和销售企业)和患者(包括患者本人及其家属),是多方行为共同作用的结果。因此,简单地将过度医疗问题的矛头指向医院和医生是有失偏颇的。

(一)过度医疗的伦理弊端

1)过度医疗违背医学伦理学节约医疗资源、公正使用医疗资源的原则

我国人口众多,属于发展中国家,医疗资源相对匮乏。过度医疗违背了节约医疗资源的医学伦理原则,在造成医疗资源极大浪费的同时,还助推我国医药费用不断上涨,增加了国家的负担,加重了我国医疗资源匮乏的程度。而且,当过度医疗用在了部分患者身上时,势必导致其他人无法享受到合理的医疗服务,使更多的人失去公正使用医疗资源的权利。

2)过度医疗违背医学伦理学最优化、有利无伤原则

按照最优化和有利无伤原则，在医疗活动中，医疗机构和医务人员应当根据患者的实际情况，为患者提供最合理的治疗方案，包括治疗手段最方便、疗效最佳、费用最经济。过度医疗则违背了这两个原则，使患者遭受额外的风险，增加了医源性疾病，造成了个人医药费用不合理增长，甚至还贻误了疾病的诊疗，给患者及其家属带来了经济负担和心理负担。

3）过度医疗违背医学伦理学知情同意原则

由于患者通常不具备完备的医学知识，医患之间存在着严重的信息不对称，因而需要医生充分告知患者病情以及治疗方案的选择、各种风险和注意事项等。过度医疗是医生利用技术和知识上的优势，在没有充分告知患者的情况下诱导需求，严重损害了患者的知情同意权，也造成了患者对医务人员的不信任，是医患关系紧张的重要原因。

4）过度医疗违背医学伦理学协同一致原则

过度医疗使得一部分人置科学的医学原则、诊疗规范于不顾，在观念中形成"最贵的药就是最好的药""最高精尖的检查才是最好的检查"等等误区，促使过度医疗现象愈发严重，在使某些人从中获得额外收益的同时，也形成了与科学、伦理道德相背离的恶果。

我国名医孙思邈在《备急千金要方》中的"大医精诚"篇有云：凡大医治病，必当安神定志，无欲无求，先发大慈恻隐之心，誓愿普救含灵之苦。西方名医希波克拉底在其《誓言》中认为，无论至何处，遇男或女，贵人及奴婢，我之唯一目的，为病家谋幸福。显然，过度医疗违背了医学治病救人、不怀有其他个人目的的宗旨，制约着医学目的的实现。

（二）过度医疗产生的原因

过度医疗是世界的问题，每个国家都有，只是或多或寡，或轻或重，原因无非就是：一为钱，二无知。"为钱"就是利益最大化，"无知"却是含义"深重"。绝对的无知与医疗技术有关，与患者的无理要求有关；相对的无知就是与专业以外的观念和政策有关，或是把医院当作企业，推行"薄利多销"，或是亵渎医护人员的劳动价值，医生成了丑恶的医疗制度的替罪羊，或是过度的举证责任倒置，或是在市场上寻求自我发展。如此繁多的制度缺陷，久而久之，"过度"成了医生寻求的保护伞。

1）政府层面

2009 年，我国医疗输液 104 亿瓶，滥用输液由此可见一斑。动辄输液已经成为中国医疗领域一道"亮丽的风景线"，成因既复杂也简单。"复杂"就是顶层设计复杂，而且是由来已久。政策的设计者一直没有认识到医疗卫生的基本规律，没有认识到政府在基本医疗服务以及公共卫生服务中所应承担的责任,因而造成应该由政府投入的却不投入,并且"摸着石头过河",把整个公立医院体系置于市场中,甚至出现"医院反哺政府"。经过 30 多年的市场化发展,"看病难、看病贵"问题日益凸显,医疗问题也被誉为新时期中国的"新三座大山"之一,这体现出"摸着石头过河"力不从心。之后,医改新方案提出,要将基本医疗作为公共产品向全社会提供,并且计划 2009 年到 2011 年增加 8500 亿元的投入。可是,这 8500 亿的"投入"却被当成"投资",试图通过这一"投资"拉动内需,将其作为经济发展的一个增长点。

而"简单"则是尚未将支付制度作为杠杆。目前,按服务收费的制度并没有通过服务定价充分体现医护人员的劳动价值,更没有体现对医生诊疗经验价值的重视。虽然现在挂号费有所提高,但相比于香港和国外,差距依然非常大。与此同时,现行的支付制度反倒有一种变相的引导,迫使医院不得不通过"创造"服务获得支付。在一些地方,政府对基层医疗机构补偿不足,取消药品加成"迫使"医院、医生通过输液等等为数不多的收费来弥补药品"零加成"所造成的总收入下降。类似的林林总总的内外因素促使我国成为世界首屈一指的"输液大国"。

其实,很简单的两个思考:假如药品、卫生材料和机器的投入是一种成本,那么通过单病种总额支付的话,过度医疗可能就不会成为普遍现象;假如医生的劳动报酬是通过合理的服务来体现,那么过度医疗的行为就会减少。

2)企业层面

在如今政府对公立医院投入不足下,实行"以药养医"的政策以及药品虚高作价也促使医药企业成为过度医疗的推手。绝大多数的医药企业是市场化运作,追求经济利益是其终极目标,因而药品、耗材、设备的销售是关键所在,并且要尽可能地提高销售总金额,包括销售单价与销售量。

一方面,在同样的销售量之下,单价提高,医药企业所获得的销售总金额随之上升,所以医药企业会选择提供单价较高的药品等出售。与此同时,公立医院在政府财政投入不足下,需要想方设法筹集资金弥补收入,以维持医院的正常运转。而同样疗效的药品,定价 10 元与定价 100 元对医院是有显著差异的。因为在合规的 15% 药品加成下,如果医院选择前者,则只能获得 1.5 元,但选择后者能获得 15 元,两者相差 10 倍。对于缺乏资金的医院来说,后者更胜一筹。因此,医药企业与公立医院形成利益共同体,都是尽量选择高单价的药品,故而助推了过度医疗。

另一方面,由于我国药品虚高作价,就算取消了 15% 的药品加成,药品价格仍然偏高,关键还在于中间的流通环节。GSK(葛兰素史克)事件也向公众揭示了对医院与医生行贿是部分医药企业推销药品的惯用手段，而且在政府投入不足下，在薪酬体系尚未体现医护人员合理的劳动价值下，部分医院与医生会接受行贿，进而选择使用行贿企业的药品。所以，这也助推着过度医疗问题的产生。

3）医院层面

政府对公立医院投入不足是公立医院运转的硬伤，因而公立医院需要想方设法获得足够的资金，并且这已经成为普遍的现象，无法获得足够资金的公立医院则在激烈的市场竞争中惨遭淘汰，门可罗雀，反之不断扩张，门庭若市。

为获得足够的资金维持医院的正常运转，公立医院在对外方面，上文的"企业层面"已经做了部分论述。此外，公立医院还运用市场营销中的"薄利多销"为患者提供医疗服务。看似单价低，但却以提供的医疗服务数量大幅增加获得了更多的收入，过度医疗由此形成。同时，由于价格被压低，但服务量大增，一方面是亵渎了医护人员的劳动价值，另一方面是加重了医护人员的工作负担，使得医疗质量与安全不能得到很好的保障，最终损害的还有患者的权益。而在对内管理方面，医院通过层层指标的下达，以绩效考核的形式对各科室和医生的用药、开检查单等进行考核。由于这与医生的收入息息相关，甚至还关乎科室的荣誉、医生个人的晋升，这层层的压力导致了"大处方""大检查"，过度医疗应运而生。

4）医生层面

在医生层面，过度医疗的产生首先是医生的专业知识和临床经验不足，进而导致了一些不必要的检查和治疗，这需要医生个人通过努力，提高自己的医术来加以避免。其次，受我国现有法律规定的影响，医生会考虑到将来可能打官司的问题。为了"免责"，医生只有把能做的检查都做了，能开的药都开了。一旦患者对治疗效果不尽满意或者家属对治疗方式有不同意见，则医生通过过度医疗的方式一定程度上避免了"考虑不周""漏治"等责任的承担。再次，一些医生的用药习惯难以纠正，尤其是保护性预防用药的过度使用。比如，为了预防医院内的交叉感染，可能会提前或加大剂量地使用抗菌药物，但这不但增加了患者的耐药性风险，也严重浪费了医疗资源。最后，医生队伍中也确实存在唯利是图、贪图回扣、同行恶性竞争等不良医德的医生。

5）患者层面

现在一些医院之所以热衷于给患者输液，热衷于过度检查等过度医疗，原因还在于患者对输液的作用、对检查的作用以及药品的作用等有不正确的认识，甚至会主动要求医生给予这些方面的医疗服务。所以，患者对医疗服务的认知、民众的健康素养有待进一步提升。但是，这其中最主要的原因是少数医生出于对经济利益的追求，并无拒绝患者的这些不合理要求，比如在输液过程中并不是单纯地给患者输盐水、葡萄糖,而是联合用药,大量使用抗菌药物,以便收取更高的提成,获得更多的经济利益。

四、过度医疗的综合治理对策

目前,我国过度医疗的问题具有涉及面广、涉及量大以及需要综合治理等特点。结合国外的经验和我国的实际,要解决我国过度医疗的问题,需要政府、企业、医院、医护人员与患者的积极配合,单纯依靠所谓的医德教育显然是"无知"的表现,尤其在当前社会主义市场经济下,并没有对人们提出这样的要求,也无法要求,毕竟医生是生活在"人人为我"的环境下,否则难以生存。

(一)政府要承担起举办公立医院的责任

政府要明白医疗服务的属性,尤其是政府办的医院如何更好地体现公立医院的公益性。从政府管理层面来说,过度医疗的根源就是政府实际投入不足,把公立医院推向市场,使得公立医院在市场上奔跑。公立医院要体现公益属性,政府就必须在财政投入上给予公立医院足够的支持,尤其是在基本建设与维修、大型设备购置以及退休人员的工资、人才培养等方面。公立医院没有了经济上的后顾之忧才能"轻装上阵",才不用老想着"创收",也才不会出现医生开"大处方"、拿回扣、过度检查和过度治疗等等一系列过度医疗的问题。

(二)完善监管体制和医疗服务体系

如何判断过度医疗,这个尺度却是比较难拿捏的。但是,国外完全是由行业学会去判断的,尤其在排除性诊断上,更没有行政手段去干预。一项阴性的检查检验结果一定是有用的,但需提起注意的是,如果一位医生所开的检查中,阴性结果比率很大,那么他就存在过度检查的嫌疑了。然而,目前我国的监管体系非常无力,行业组织的自律与自治体系基本空白,行业并没有建立绝对的专业自治的权威,不足以履行自身的行业责任,维护自身的专业话语权,而且也不足以惩罚业内的恶劣行为。因此,要尽量减少行政干预,放开诸多管制,让行业和专业自理、自制、自足、自律,从而规范医疗行为。

(三)改革医生薪酬体系

目前,人们责怪医院和医生的方式过于偏激和表面化,仅仅强调加强医德建设是远远不够的。"签订红包协议"不仅很伤害行业自尊,而且根本就是一种懒政。我们应该反思的是如何从根源上和法律上去加强,实实在在地保障医生的权益,真真切切地体现医生的劳动价值。当前正在推行的医师多点执业是一个很好的时机,我们可以通过改革支付方式来体现医生的劳动价值,使医疗下沉、医生下沉,减少过度医疗。具体来说,支付制度的建立应该以循证医学和临床路径为基础,建立起按单病种付费和按疾病相关组诊断付费的支付制度,消除按项目付费诱导需求的弊端。

(四)持续改进医疗服务

在疾病的预防与诊疗过程中,医院、医护人员、医学科研机构和人员要不断结合临床理论与实践,完善预防措施,改进诊疗手段,通过实施临床路径等使诊疗不断科学化、规范化和程序化,同时结合医院内部科学的管理,通过绩效考核和激励机制等,减少医院过度医疗的行为。

(五)加强全民医学科普教育

在全民教育的每个阶段都开展医学科普的相关教育课程。通过科普与学习,增强每个公民的健康素养,树立科学的预防观念,一方面奠定政策制定的理念基础,另一方面以观念指导行动,减少实际生活中过度医疗的行为,最终形成尊重生命和尊重医生的社会风气。

(六)规范媒体广告宣传

近年来,医疗广告不再仅限于大街上张贴广告,也不再局限于报纸、杂志和电视,出现在了各种新兴的网络媒介上,比如微博、微信等。在加强全民医学科普的同时,尤其是要进一步严格控制医疗广告,甚至效仿国外的做法,严禁公共媒体发布医疗广告,禁止那些误导患者的养生栏目。

参考文献

[1] 熊茂友.我国医疗保险制度改革的难点与对策.中国软科学研究,2000(12):9.
[2] Robet G. Supplier Induced Demand:Some Empirical Evidence and Implications.The Economics of Health and Medical Care. New York: Healstead Press,1974:162–173.
[3] 白剑锋.过度医疗猛于虎.人民日报,2011.4.14.
[4] 应向华,陈洁.上海市医用 CT 配置和使用情况研究.中国卫生资源,2008(5):210–211.

德国医疗改革经验

托马斯·克斯廷

德国柏林工业大学

一、世界医疗保险体系概述

世界上主要有五类医疗保险体系,包括俾斯麦医疗保险体系、贝弗里奇医疗保险体系、国家医疗保险医疗体系、医疗保险体系、私人保险和政府保险相结合的医疗保险体系等。

德国、法国、奥地利、比利时、以色列等国家在应用俾斯麦医疗体系,在俾斯麦医疗体系中,员工的疾病保险由员工(工资的一部分)和雇主共同承担,保险系统由政府统一管理。

英国、挪威、瑞典、丹麦等国家采用的是贝弗里奇医疗体系,在该系统内,医疗保险由政府税收和政府的其他财政收入支付。

苏联及相关的一些国家采用的是 Semashko 国家医疗保险医疗体系,该体系的特点是政府集中安排、控制并由中央财政承担。1990 年后,Semashko 国家医疗保险医疗体系也分散了,引入了与工资、税收相关的强制性医疗保险体系。

加拿大、澳大利亚等国家采用的是 Douglas 医疗保险体系,其主要特点是政府税收承担公民医疗保险,承担比例由联邦政府和省政府协商,院外医疗服务,政府按就诊次数付给家庭医生,医院由政府预算支出。

美国、拉丁美洲以及一些亚洲国家主要采用私人保险和政府保险相结合的医疗保险体系,该体系的特点是广泛的私人保险与政府提供的特殊医疗保险(老人保险),改革聚焦在涵盖人群范围和所涵盖的医疗服务范畴。

二、德国医疗保险系统

(一)历史

德国第一部疾病保险法始于 1883 年开始的俾斯麦医疗保险体系,1884 年出现了职业意外保险法,1889 年引入老年医疗保险和残疾保险等相关法律。1927年,引入了失业保险法,1994 年针对德国人口老龄化的现状,德国的社会医疗保险增加了老人长期照护医疗保险这一分支。德国医疗保险系统的发展历史如图 1 所示。

俾斯麦社会保障保险

	保险模式(俾斯麦模式)	服务模式(贝弗里奇模式)
受保险人	主要为已投保的就业人员	全民
筹资方式	按工资(或薪金)一定比例缴纳	税收
现金福利	基于未付工资(或薪金)	统一金额支付
实际福利	实际福利通过保险报销	免费
管理	雇员和雇主同等部分	公共
转移程度	低	高

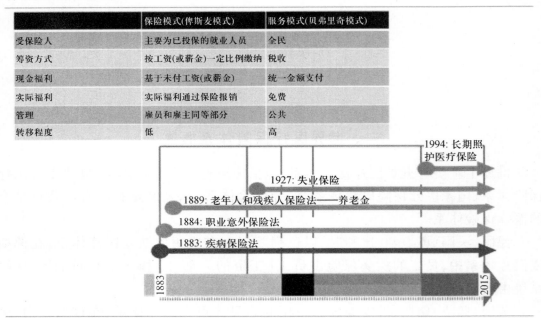

图 1　德国医疗保险系统的发展历史

（二）现状

在德国，医疗服务由社会医疗保险提供资金支持，在德国工作的每一名员工都要强制参加社会医疗保险。医疗保险的缴纳费用按员工的工资水平缴纳一定比例，所以缴纳医疗保险的费用与员工工资密切相关，不是与疾病相关。人人享有平等的医疗服务权利，没有真正生病的人会因为没有工作而被医疗机构拒之门外。

根据员工的工资总额，员工和雇主各承担医疗保险费用的 50%，工资总额高于年薪 49 000 欧元的人，不强制参加社会医疗保险，可以参加个人保险。无论工资高低，所有人均享有社会医疗保险，享有社会医疗保险带来的同样的院内院外医疗服务，如图 2 所示。

在德国，共有 120 个政府社会医疗保险公司，各个公司之间互相竞争，但是最基本的医疗服务范畴是一样的，为了确保公平竞争，实施了一个发病率调整风险结构，建立了一个补偿系统，例如：某些保险公司必须接受更多的慢性病患者，如果政府不调整，在纯市场引导下的体系会产生很多弊端。

社会医疗保险疾病保险的原则

➤强制参与(私人保险除外)
- 所有收入在一定数目以下的员工(2015年，为年薪49500欧元)必须参加社会医疗保险。收入高于该水平的，可以选择参加社会保险或者私人保险。

➤按工资比例缴纳(统一性)——不考虑风险

➤人人权益平等——病人均被医疗机构接受

➤120个不同的社保公司竞争，根据风险调整分配(发病率调整风险结构补偿)

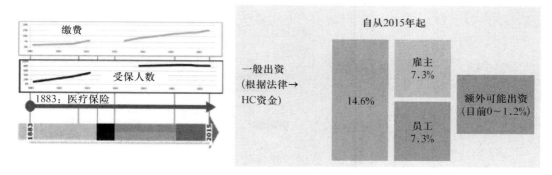

图2　德国医疗保险示意图

疾病保险涵盖医院内和院外的治疗,疾病保险的覆盖率延伸到家庭的每个成员,例如:丈夫、妻子或孩子中的任何人如果没有自己的收入,疾病保险均提供每个人院内院外的基本医疗服务。

医院内、外基本医疗服务范围由德国公共健康委员会下属的联邦联合委员会确定,其组织架构如图3所示。

(三)医院外的医疗服务体系:家庭医生和专科医生

在德国,院外医疗服务与医院内的服务条例是完全分开的,院外服务由在德国工作的45 000名家庭医生和95 000名专科医生承担,家庭医生和专科医生均有自己的诊所,患者可以自由选择家庭医生,但是看专科医生之前,要先看家庭医生,由家庭医生引见到专科医生,专科医生再将检查结果报告发给相应的家庭医生。为了给患者提供方向,降低政府在专科医生方面的投入费用,政府强制性要求在看专科医生之前要先看家庭医生,因为专科医生可以多做很多项检查。政府要求每个患者有一个固定的家庭医生,这个家庭医生掌握病人的整体健康状况,收集不同专科医生的所有检查报告。因为很多疾病是相关的,患者自己无法决定应该去看哪一专业的专科医生,例如患者胃痛,可能是心脏病导致心肌缺血产生的,患者如果自己去找专科医生,可能会找到消化专科医生,这样既浪费

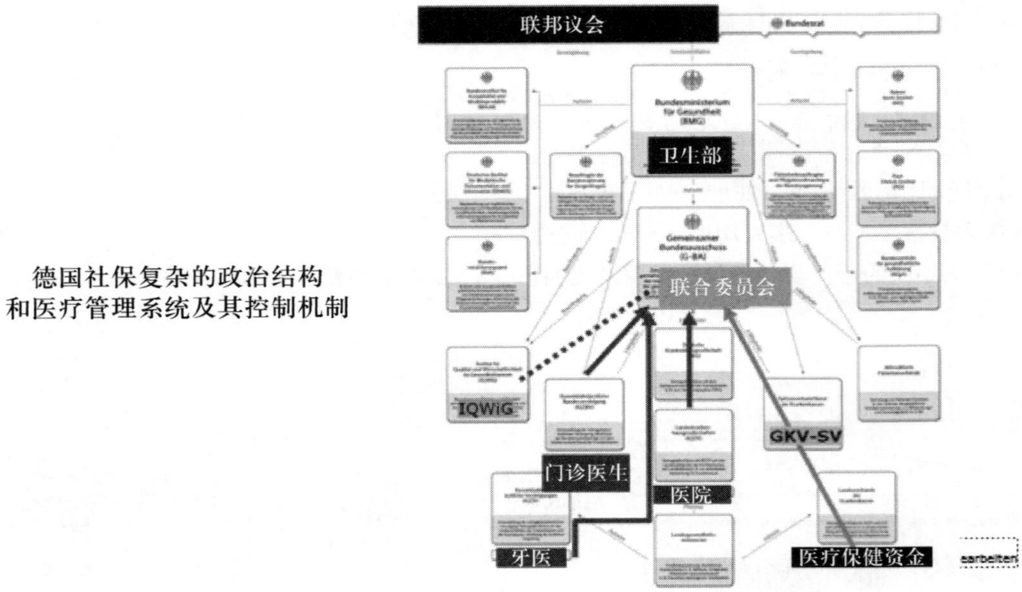

德国社保复杂的政治结构
和医疗管理系统及其控制机制

图 3　德国医疗保险组织图

宝贵的医疗资源又耽误患者病情。

（四）院内医疗服务和医院急诊医疗

在德国共有 2000 家医院、50 万张病床，包括公立医院、非营利性医院和营利性医院。这些医院拥有 146 000 名医生、316 000 名护士，为 1870 万病人提供住院医疗服务、2000 万人提供流动医疗服务，所有病人均可以自主选择医院。

无论医院的所有权是哪一种，德国所有医院都要提供统一标准的医疗服务，例如同样的法律框架、同样的医疗质量管理体系、同样的工作条件、同样的费用补偿系统。有一套以 DRG 为基础的收费系统，实施医院内所有诊断治疗费用的运转。DRG 费用由社会医疗保险和私人保险支付。无论医院所有权是哪一种，所有院内投资费用（如 CT、核磁共振）由各个州支付，这包括对医院三年的财政平均状况的评估后，给予固定利率补助或者针对每一个具体医院的具体补助。大学医院享有特殊的院内投资补助规定，医院内的投资性项目总体规则始于 1972 年，如图 4 所示。

引入以 DRG 为基础的医院支付系统，可以缩短患者就诊时间，提高医院运营效率，如图 5 所示。

医院资金来源

双重投资机制(1972年启动)

▓   投资(资本支出)通过联邦政府进行
     (3年来的平均经济生活总资产共27亿欧元)

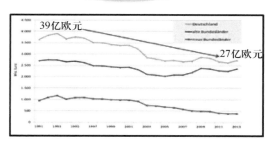

实际上:
资本支出的投资
并不充足

▓   所有流动支出(运转运营开支)来自医疗保健资金

▓   联邦政府拨款分为

     ·   固定金额拨款(通常取决于床位数量、
          病人数量以及DRG工作量)

     ·   具体情况拨款(通过申请)

▓   综合性大学医院特别规定

图 4   医院资助

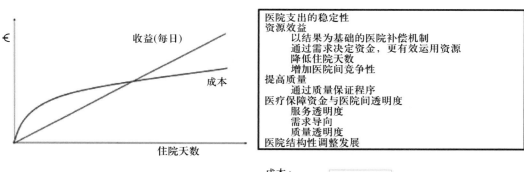

医院支出的稳定性
资源效益
     以结果为基础的医院补偿机制
     通过需求决定资金,更有效运用资源
     降低住院天数
     增加医院间竞争性
提高质量
     通过质量保证程序
医疗保障资金与医院间透明度
     服务透明度
     需求导向
     质量透明度
医院结构性调整发展

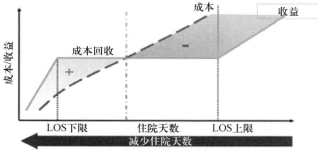

图 5   DRG 的特点

LOS,住院天数。

（五）出院后的康复门诊

德国拥有 1000 家康复门诊，德国建立了急诊救治及医院治疗后的全球康复标准，在这些康复诊所中，患者重新学习如何在日常生活中照顾保护自己，永久性残疾患者学习面对残疾的现实，学习如何尽最大可能地独立生活。

三、未来

德国医疗改革的下一步将侧重于医疗服务体系的改革（如表 1 所示），建立专科医院以及加强医院之间的进一步合作。医院每年需要完成专科领域手术的最低数量要求才有资格申请该领域的专科医院，确保医生在专科领域接受足够的专业培训，有丰富的临床经验。亏损的医院或者过剩的医院将在未来被淘汰。

表 1　德国医疗改革

主题	内容
医院	• 供给方改革 （市场退出机制，专业化：最小库容量，成立中心） • 质量（医院规划，P4P）
门诊护理	• 边远地区计划 （需要相关规划、授权、流动性） • 质量（多部门质量保障）
医药市场及医学技术	• 不断进行效益评估及定价研究
技术创新	• 创新基金 联邦联合委员会中成立新创新委员会 （4 年拨款 12 亿欧元）
多部门护理	• 综合性非住院病人专科护理 （统一住院及门诊病人、预算外补偿的法律框架）

德国的乡村医疗服务面临挑战，一方面随着人口老龄化，医疗服务需求越来越大；另一方面，越来越多的年轻医生喜欢生活在城市里。因此在德国乡村，将越来越推广远程医疗服务。

为了鼓励医疗系统的创新研发，德国政府在 4 年内准备 12 亿欧元的医疗创新基金，鼓励医疗领域的研发和提高效率。

在德国的医疗体系中，通过医院治疗的住院病人和通过家庭医生和专科医生诊治的门诊病人是两套不同的系统，未来将推进整合院外专科医生体系，例如专科医生可以到医院为住院病人诊治,医院可以申请额外预算补偿,因为完全将医院的住院患者医疗体系和院外的门诊患者医疗体系分开会导致效率降低和资源浪费,比如之前患者在院外医疗中,专科医生已经做了 CT,MRI 等检查确诊,入院后还要重新做各项检查,浪费时间和宝贵的医疗资源,根据新的条例,医院医生接管院外专科医生的检查和诊疗结果,从而节省时间,避免医疗资源的浪费。目前院外专科医生救治体系所治疗的病种包括结核、胃肠道肿瘤、妇科肿瘤。呼吸系统疾病、高血压、囊性纤维化等疾病将紧随其后。

由于在相当长的一段时间内医院内和医院外医疗服务体系完全分开,独立存在,这项改革将给医院和院外医疗服务行业带来竞争,两个体系仍然各自独立接受财政预算,要与医疗保险公司协商获得资金,尽管竞争日益激烈,为了降低总体医疗成本,院外医疗仍具优势。医院仅有一少部分门诊患者,例如急诊和专科门诊。如果患者想在医院门诊诊治,首先要有家庭医生的许可。依照德国法律,家庭医生一定要在竭尽全力诊治无效的情况下,才可以引荐患者到医院门诊治疗。这样可以降低医疗支出,之前,患者轻易去医院治疗,医疗支出很高,医疗保险协会要核查家庭医生是否想尽了所有替代方法才让患者去医院治疗,如图 6 所示。

医院和诊所医生之间激烈的竞争

双方独立预算,分别从医疗保障资金获取资助, 其财政来源为同一出处
门诊部门队伍壮大(超过13万医生)、组织严密、政治活跃

法律原则:门诊部门拥有治疗优先权

医院对于门诊护理能力有限

- 急诊室——急救
- 特别门诊诊所(需提出要求,并经医生同意)

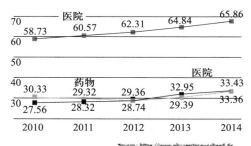

联邦联合委员会最新指令(2015年4月):
医生在将门诊病人转入医院前, 必须进行所有必要及可能的治疗过程——这个指令为医生工作带来无穷压力!

图 6　医院内和医院外医疗服务体系的竞争

目前德国的每一位享受医疗保险的人开始使用电子医疗保险卡,这种技术在世界范围已经应用一段时间,但是相当长的时间后才引入德国,主要原因是医疗细节和数据的安全性,数据存取、数据标准等问题的解决,从长远来看,在院外门诊和医院之间的患者健康数据的简单交换与共享,会降低医疗成本,降低入院支出,减少官僚主义,如图 7 所示。

电子医疗和信息技术——医院信息系统现状

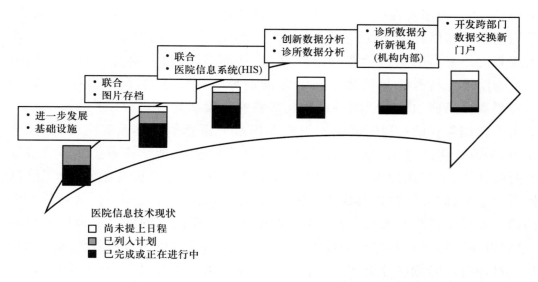

医院信息技术现状
- □ 尚未提上日程
- ▨ 已列入计划
- ■ 已完成或正在进行中

Source: http://www2.deloitte.com/content/dam/Deloitte/de/Documents/life-sciences-health-care/Rolle_der_IT_Im_Krankenhaus_final_22_05_2013.pdf

图7 电子医疗

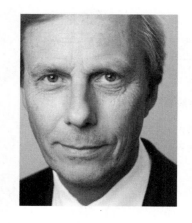

托马斯·克斯廷(Thomas Kersting)

医学博士,工商管理硕士,医院管理专业教授,医院麻醉和重症监护室咨询师。

- 执业医师
- 医学博士
- 注册麻醉师
- 综合性 ICU 科注册医师
- 注册质量管理经理 EFQM(欧洲质量管理基金会)
- 工商管理硕士

2004 年至今,医院管理专业教授:柏林工业大学(TU Berlin);

2011 年至今,自由职业顾问:柏林 IGES 研究所,主要方向:

- 由需求驱动的区域医保规划;
- 医院的概念设计,医疗发展战略,医疗技术的战略投资计划,运营组织计划,对员工需求评估,可行性研究;

- 医院重组管理;
- 市场准入和营销,价格,报销和费用,创新医疗产品的效益分析,体外诊断和相关医疗技术。

从"医院集团"到"集团医院"

——合肥市第一人民医院"量变"到"质变"的发展新探索

戴夫

安徽医科大学第三附属医院

摘要: 为了将松散型的"医院集团"转型升级为紧密型的"集团医院",充分发挥在发展、管理、效率、成本、服务等方面的综合优势,将双向转诊、分级诊疗、特病特治等落到实处,按照"集团化发展、集成化整合、集约化管理、集束化执行"的发展方针,以一所三甲医院为母体,通过自身不断拓展,加之重组、兼并、新建、并购等方法,实现多家医疗机构形成一个法人代表、一体化管理、一体化资产、一体化人事的完全紧密型的一个医院,即集团医院。相较于医院集团,转型升级后的集团医院从各个层面、各个区域、各个类别、各个档次服务于老百姓,形成了在服务功能上分门别类、在服务区域上四面八方、在服务对象上轻重缓急、在服务收费上高中低档的全新局面,将公立医院的公益性做到最大。

一、引言

一直以来,公立医院的改革总是被各级各类的公立医院不断探索和实践,合肥市第一人民医院从 20 世纪初也开始"试水",期间也经历过大多数公立医院一样的困难、困惑和困顿,但是,随着理念上的进步、管理上的科学、方式上的灵活以及内容上的充实,合肥市第一人民医院终于完成由量变到质变的过程,将最初的"医院集团"发展成为"集团医院",探索出一条公立医院前所未有的发展新道路。

二、基本资料

(一) 医院基本情况

合肥市第一人民医院始建于 1954 年,是一所集医疗、教学、科研、保健、预防、康复、急救、健康检查、临终关怀为一体的大型三级甲等综合性医院。2004年率先成立全省首家国有医疗集团,2006 年经安徽省政府批准成为安徽医科大学第三附属医院。近年来按照"集团化发展、集约化管理、集束化执行、集成化运营"的集团发展思路,发展成为拥有卫生部、安徽省卫生厅按照新版"三甲"标准评审通过的 2 个三级甲等医院——合肥市第一人民医院本部、合肥市滨湖医院,1 个经省卫生厅审核的三级甲等医院延伸院区——合肥市第一人民医院西区,3 所专科分院——庐阳康复分院、医学美容分院和蜀山急重症分院,3 个体检中心——合肥市体检站、市一院体检中心和滨湖医院体检中心,3 个门诊部——太湖路门诊部、琥珀门诊部和政务中心门诊部的集团医院。总占地面积 360 亩(1 亩≈667 平方米),医疗建筑面积 40 万平方米,经卫生厅审核批准总床位数 3893 张,年门急诊量逾 200 万人次,年住院量 12.7 万人次,年手术量 4 万台次。

(二)医院集团的建立和发展

20 世纪末,国内曾刮过一阵医疗联合的飓风,通过组建医院集团,可以实现优势互补、资源共享和互惠互利,形成医疗市场中的竞争实体,全面提高各医院的影响力、地位、综合实力和竞争能力。当时的合肥市第一人民医院也曾和近郊的蜀山镇、肥东县、肥西县、长丰县医院以及铁四局医院等有过合作,建立过医院集团。经过数年的发展,至 21 世纪初,集团成员已达到 15 个之多,在当时的医疗环境下,集团医院成员之间相互借势、共同支持、互相促进,的确发挥过重要作用,特别是带动了县级乡镇医院、拉动了企业职工医院、推动了专科特色医院、促动了自身母体医院,使合肥市第一人民医院从"单门独院"一路发展壮大至当时的合肥市第一人民医院集团,这在合肥市乃至安徽省都受到业界内外、社会大众的广泛关注。但是,随着时间的推移,由于这种医疗集团成员之间在组织上的松散、结构上的多元、方向上的无目标,自身暴露的问题越来越显现,矛盾越来越突出,医院走集团化的成效越来越微弱。集团成员之间各自为政、互不买账,这个"医院集团"也就和其他地方的一些医疗集团一样名不副实,甚至名存实亡了。于是,合肥一院开始从数量占优势的"医院集团"悄悄向质量占主导的"集团医院"转型升级。通过 10 年发展,现已形成了 3 所核心院区、3 所专科医院、3 家门诊部、3 个体检中心的集团布局,将服务覆盖全市各个角落。集团医院的转型升级成功使得分级诊疗更加现实,分类就诊更加方便,分档服务更加容易,真正实现了小病到社区、大病到综合、专病到专院。

三、集团医院的创新与发展

(一)集团化发展:医院"量变"发展的最佳途径

2004 年,合肥市第一人民医院整合了合肥市三县四区的 10 多家医院,成立安徽省首家国有医疗集团。集团化发展作为医院"量变"发展的最佳途径,使医院整体规模在短时间内得到大幅提升,但真正能够使医院走向"质变"的是向紧密型的集团医院转型升级。

(二)集成化整合:量变到质变的"蜕变"

在从数量上占优势的"医院集团"到质量上占主导的"集团医院"的转型中,一院对业已形成的十几家集团成员在产权结构、组织体系、医疗资质、固定资产、人员编制、干部任命、单位名称等通过政府行为,进行了大手笔、大幅度、大动作的集成化重组、改革、调整。陆续摘掉集团成员的"空帽子",最终,如合肥市体检站、庐阳区医院、蜀山镇医院等10家原来属于各个不同管理者的医疗机构,都与合肥市一院在产权、资产、组织、编制等形成了一体化紧密的整体,集团医院的雏形形成。紧密型的集团医院,充分发挥了其在发展、管理、效率、成本、服务等方面的综合优势,真正地将双向转诊、分级诊疗、特病特治落到实处。

与此同时,进入21世纪后,合肥市把改革的视线聚焦到了巢湖的岸边,要在这里建一座占地190平方千米、人口达120万的现代化城市新区,与此相配套的社会事业相继入驻,市一院负责在滨湖新区创建一所现代化大医院,即合肥市滨湖医院。

滨湖医院2007年4月15日开工建设,2009年11月15日医院开诊,按照"国际接轨、国内一流、安徽领先"的发展目标和"规模化立院、高科技强院、数字化盛院"的发展理念,滨湖医院一期建设3000张床位,一次性投入2200张床位,这一规模在国内排名前列。

新建的滨湖医院由合肥市一院实行紧密型一体化管理。合肥市一院从老院抽调了大批技术力量,充实新院的各个病区,滨湖医院很快便顺畅地运转起来,合肥市一院的医疗服务能力也成倍增长。

至此,松散式的合肥市第一人民"医院集团"向紧密一体化的合肥市第一人民"集团医院"转型升级成功,形成了目前3所核心院区、3所专科医院、3家门诊部、3个体检中心的集团布局,把服务的网络撒向了全市各个角落。3所核心院区,分别置身于合肥老城区、高新技术开发区、滨湖新区,服务范围各有不同;3所专科医院分别瞄准市场亟需的老年医学、美容医学、急救医学,服务重点各有侧重;3家门诊部则分别跻身在医疗机构薄弱的新旧社区,拾遗补缺提供服务;3家体检中心则瞄准了更大范围的正常人群,提供贴身温馨的亚健康服务。

有专家经研究后指出,利用现有医疗资源,实现医疗服务能力的扩增,比新起炉灶新搭班子建设新医院要合理得多,时间可节省三分之二,费用可节省二分之一,这应该是现阶段医疗卫生事业发展的主要方式。但在同一个单体建设特大型医院又有着管理上的很多难点,合肥市一院走的是"多点建设,分块执行,集中管理,分类发展"的发展新模式。并以此拓展医疗市场、扩大医疗空间、争取市场份额、延伸服务半径。

(三)集约化管理:从"扁平分散式"上升至"垂直集约式"

扁平分散式管理是大多数医院集团化发展后的比较常用的管理办法,因为对于体量大、分散广的特点来说,这是相对来说简单易行的方法。但是,对于"集团医院"这一全新的模式,这种管理方法显得软弱无力和臃肿低效。针对这一现象,合肥市第一人民集团医院采取了更加直接、有效,但又更加有挑战性的管理方式,即垂直集约式管理,"集团总部"的产生水到渠成。

目前集团总部只有一办(办公室)、两部(医务部、护理部)、三处(计划财务处、人力资源处、安全保卫处)、四大中心(物流中心、运营管理中心、后勤保障中心、质量管理中心),全部管理人员只有约40人,却管理着集团的3大院区、3所分院、3家体检中心和3个门诊部,集团的发展规划、资产管理、资金运营、绩效考核、机构设置、物资采购、业务规范,乃至于干部聘任、人事管理、薪酬分配等指令都由这里一体化垂直发出,对各分支机构实行统一管理。

各个院区不设专门的职能处室,管理者都由总部派出。如滨湖医院院区,总部派出一名执行院长、一名医务部长、一名护理部主任和一名办公室主任,后勤全部外包,实行社会化管理,管理者还是原来几个管后勤的人,但成了全院后勤服务管理的"甲方"。其余的管理人员,如党务行政、物资采购、设备配备等人员都在总部。

由此,整个集团医院下属各院区分院实行了比较彻底的"去行政化、去级别化、去编制化、去人事化"。由此,行政管理人员摈弃了目前大多数公立医院机构臃肿、人员过剩、人浮于事、互相推诿、相互扯皮的积弊,院区管理者的主要任务就是埋头做好业务管理,管好医疗质量、医疗安全、医疗服务,防范医疗事故和医患纠纷,创造良好的效率和效益,那些繁冗的人事进出、物资采购等工作就不来骚扰管理者了,从而实现了精兵简政、减肥消肿、精干高效、轻装上阵。

集团总部统一管理一方面节约了管理资源,另一方面也很好地实现了管理的民主化,这对一把手院长而言无疑是"福音":首先,每个院区都有执行院长,正常的业务工作由执行院长处理就可以了;其次,有一个经济运营管理系统,全院具体的经济、报销、项目、采购、招标、质量等一系列经济运营工作均由该系统,我们称之为 HERP 代劳。

全院对全体职工则实行了全员聘用制,实行合同管理,岗位工资,同岗同酬。医院创造性地设计制定了4级12档级别工资,虽然分别对应的是住院医师、主治医师、副主任医师和主任医师,但医院不仅根据职称,更要看实际能力和水平,低职高聘和高职低聘,都是医院的选择。

为了建立公平的奖金分配制度,医院还将医生和护士分开来进行考核,护士部分由护理部进行考核,医生部分则分成大内科和大外科两大块,分别进行考核。正因为建立了科学的分配激励机制,调动了医护人员的积极性,所以各院区医疗服务无论是技术含金量,还是数量、质量都提高得很快。

医院的这些管理机制改革也都是经历过时间的考验。如以前提出比照企业用工,就是按照企业的灵活用工办法进行人员管理,现在看来还不够,毕竟医院大多数是知识分子,属于高端多层复杂用工,需要更多地用一些人性化、人情化、知识化的管理办法。

管理体制改革十分重要,但更重要、更迫在眉睫、更实际的是内部管理运营机制的改革,特别是强调精细化、现代化、科学化、标准化、规范化、法制化管理,全力推进管理的执行力、约束力、学习力和有效力。制度再好,得不到有力贯彻,也是无济于事;管理再认真,得不到科学的执行,也是徒劳无功。所以医院特别重视"有令则行有禁则止,政令畅通上下一致"的工作作风,一旦发现违规现象,不管什么人说情都不容改变。

(四)集束化执行:从"粗犷经验型"转变为"精细科学化"

快速发展的信息化建设,无处不在的虚拟网络世界,为医院的集约化管理提供了条件、奠定了基础。虽然各个院区分设在合肥市的四面八方,但是网络把所有的一切都联系起来了。院里一个决定,可以适用各个院区,这称之为'集束化执行'。

目前,医院的办公信息化系统已经联通到手机终端,院长在手机上就可以了解各院区的情况,批阅处理文件。合肥市第一人民集团医院各个院区的管理干部是"标配",也就是十来个人,要完成数千张床位的大院区的日常管理,靠的就是网络。

网络标准是统一的,却又如何在各院区间解决分权、效率等问题呢?会不会又出现大锅饭现象呢?其实,要求是一致的,但是完成的情况就会不同,此时绩效考核就非常重要。质量、安全、服务、效益等数十项考核指标就构成了评价体系,得分高的奖金就高,由此来拉开收入差距,奖勤罚懒,促进效率的提高。

抓住大数据时代带来的难得机遇,合肥市第一人民集团医院在全院建立了自己的大信息系统,由"网络大脑"全面统筹规划全院的各项信息系统,建立起"信息流以患者为中心,工作流以诊疗为中心,管理流以质控为中心"的医疗服务流程。医院升级了贯通全院的 HIS、LIS、PACS、CIS、HERP 等信息化系统,以及办公自动化 OA 系统,正在建设的中央数字集成信息平台系统正在使财务、物流、经管、医保等院内管理系统实现了高度融合,各个职能部门之间实现了无障碍沟通,也为实现全院绩效考核、全面无纸化办公奠定了基础。

医院的各个环节,都体现出数字化医疗的特色,就连一根棉签、一把镊子都在实时监控管理之中。至于数字化医疗的各个系统,已经成为医院运行的常规流程。例如,一份医院数字化建设的模拟图,图上就标明现在医院有 21 个业务和办公管理系统,分属于"数字化前台""数字化医疗""数字化后台"。"数字化前台"包括通信网络系统、设备管理系统、电子会议系统、安全防范系统等,"数字化后台"包括财务核算系统、成本核算系统、物流管理系统、审计系统、办公自动化系统等,"数字化医疗"则包括了门诊、检验、影像、病历、麻醉、处方等 12 个分系统,这些分系统合起来就构成了一个信息高速公路,医院的各项管理在高速公路上实现了高速迅跑,也就实现了"集束化执行"。

四、集团医院发展成效

(一)转型前后医院发展规模对比

完成从医院集团向集团医院的转型升级后,现在的合肥市第一人民集团医院拥有卫生部、省卫生厅核准的 2 个三级甲等医院(合肥市第一人民医院本部、合肥市滨湖医院)和 1 个经省卫生厅审核的三级甲等医院延伸院区(合肥市第一人民医院西区),3 所专科分院(庐阳康复分院、医学美容分院和蜀山急重症分院),3 个体检中心(合肥市体检站、市一院体检中心和滨湖医院体检中心),3 个社区门诊部(太湖路门诊部、琥珀门诊部和政务中心门诊部)。

2003 年到 2013 年,医院建筑面积从原有的 2.4 万平方米扩大至 40 万平方米,医疗用地从原有的 32 亩扩大至 360 亩,床位数也从 500 张发展到 3893 张。规模扩张的同时,业务量显著提升。2003 年,年门急诊人次、年住院人次和年手术台次分别为 47 万、2.7 万和 0.67 万,到了 2013 年,数据量分别上升至 200 万、12.7 万和 4 万(图 1)。

(二)社会反响和荣誉

近年来,医院获得了多项具有国家水平的管理成果,如成为全国文明单位、全国百佳百姓放心示范医院、全国医院文化建设先进单位、连续 7 届安徽省文明单位、全国优质护理服务示范医院、护理服务满意率调查全国第一、连续两次安徽省满意度调查第一、护理学科荣膺全国重点临床专科。

合肥市第一人民集团医院的管理模式,赢得了医院管理者的多方赞誉。由

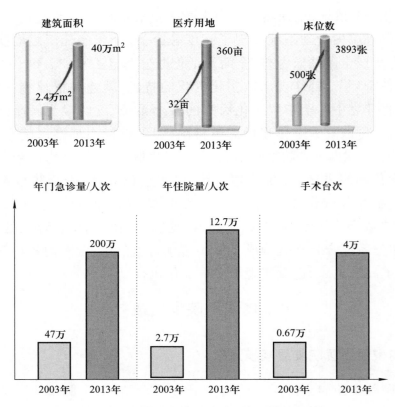

图1　2003—2013年，转型前后发展对比

1亩 ≈ 667m²

"集团化发展、集成化整合、集约化管理、集束化执行"带来的医院管理理念的创新，起到了让"优质资源最大化"的作用。就像有专家归纳的那样：统而一体，集而分设，合而高效，管而质优。

　　10年来，合肥市第一人民医院从"医院集团"逐步走向"集团医院"，由量变转为质变，这种发展之路缓解了合肥地区看病难、住院难、看病贵等问题，适时填补了当地医疗资源相对不足的空白。

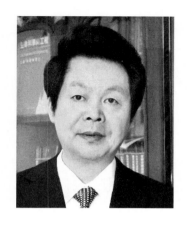

戴夫 安徽医科大学第三附属医院院长,合肥市第一人民集团医院总院长、党委书记,医学及管理学双硕士学位、主任医师、教授、博士生导师。

2003年担任合肥市第一人民医院院长,改革体制、创新机制,以"国有体制、民营机制"发展思路给医院发展注入活力;以"扩大临床、发展医技、浓缩行政、萎缩后勤"发展方针给医院发展带来动力;以"人才立院、科技兴院、医疗盛院、创新强院"给医院发展带来强力。将医院从原有600张床位发展到卫生厅核定床位数3893张,原有十余个临床医技科室发展到45个临床学科、18个医技学科、90个临床科室。

2004年,在安徽率先、国内较早成立安徽首家国有医疗集团。2009年建成并开诊华东地区单体最大医院合肥市滨湖医院。在滨湖医院创新体制机制,实行法人治理结构,在人事聘用、分配体制、绩效奖励等运行机制方面进行创新。2014年,调整发展战略,将原有20余家松散型集团成员通过重组、兼并、新建,整合形成紧密型、一体化的独具特色的"集团医院"发展格局,走出了一条从"医院集团"到"集团医院"可持续发展新路。目前集团医院已形成两个三甲医院、1个三甲医院延伸院区、3个分院、3个体检中心和3个门诊部的适应于新医改分级诊疗、双向转诊、各具特色、分类发展的格局。

近年来,集团医院荣获全国文明单位、全国首批优质护理服务示范医院、全国百姓百佳放心示范医院等荣誉称号,个人荣获全国"优秀院长""最具领导力中国医院院长""安徽省劳动模范"等荣誉称号。担任安徽省人大代表、安徽省党代表等职务,兼任中国医院协会常务理事、安徽省医院管理协会副会长、安徽康复学会副理事长、安徽省医院管理协会医保委员会主任委员等。

第四部分

专题报告

医疗生态质量指数的应用研究
——利用医疗生态质量指数探讨分级诊疗的机制

张明群[1]　　王炎峰[1]　　顾湲[2]　　李海[1]　　马岩[3]　　曾昭耆[4]

1 中国老教授协会医药专业委员会,心脑血管病防治专家委员会;
2 北京首都医科大学;
3 北京市朝阳区管庄第二社区卫生服务中心;
4 北京医院心内科

摘要:对于医疗健康问题的发生频率与医疗服务提供者的关系,以及对于服务质量影响的分析显示,通过对区域内发病率、患病率等各种医疗健康问题频率的定量分析,可以选出医疗需求与服务者之间适当的匹配,并应用于指导分级诊疗。使用医疗生态质量指数(iMEQ 指数)及其地形图,可以用以描述和计算这种关系,有助于分析和理解分级诊疗的内在机制和实施策略,指导分级诊疗实践。

一、引言

我国医疗体制改革的核心之一是分级诊疗。这项工作已经进行了数年,累积了不少经验[1-4],提出不少政策和体系建设的建议[5-10],但是总体成效差强人意[11]。其原因,除了现有医疗体制内在缺陷和限制[12]等诸多因素或问题,基础理论研究不足也是重要原因之一。近年来对于我国医疗体系有一些理论研究和模型建设[13,14],但是对于揭示分级诊疗的本质、指导具体分级诊疗实践还有差距。

医疗健康服务是一门实践性极强的学科。其服务质量一部分来源于科学知识的理论学习,一部分来源于实践和经验的累积,以及在实践中对于理论、知识和经验的临床发挥。充分的理论学习,奠定医疗健康服务的基础;充足的临床实践,使理论与实践相结合,进而产生医疗健康服务知识和技能;适当的工作环境,才能最终发挥出良好的临床服务效果。换言之,提供一个好的医疗健康服务,理论、知识、经验和临床发挥,诸因素必须齐备、密不可分。

鉴于医学的实践性极强,而代表实践的核心要素是工作负荷量,根据这一基本特征，2014 年张明群等提出医疗生态和质量指数（iMEQ 指数）概念[15]，用数学方法分析分级诊疗和全科/家庭医生问题。本研究从我国医疗服务体系的生态的核心要素，即医疗服务需求与服务者的关系出发，对分级诊疗的机制进行探讨。

二、分级诊疗的基本原则是"使常见病回归基层"，但何谓"常见病"，何为"基层"值得讨论

"常见病"和"基层"医疗机构是什么概念？是绝对的还是一个相对的、可以定量的概念？为了便于思考，在此处列举了患病率分别为 20%（例如高血压）、1/1000（例如心梗）和 1/10 万（例如早幼粒细胞白血病）的疾病，对其就诊情况、工作负荷及预期的服务质量进行分析（见图 1）。

1/10亿(...)	0.000001	0.00001	0.0001	0.001	0.01	0.1
1/亿(...)	0.00001	0.0001	0.001	0.01	0.1	1
1/1000万(...)	0.0001	0.001	0.01	0.1	1	10
1/100万(多发性骨髓瘤)	0.001	0.01	0.1	1	10	100
1/10万(早幼粒细胞白血病)	0.01	0.1	1	10	100	1000
1/1万(血小板减少性紫癜)	0.1	1	10	100	1000	10,000
1/1000(心肌梗死)	1	10	100	1000	10,000	100,000
1/100(带状疱疹)	10	100	1000	10,000	100,000	1,000,000
1/10(糖尿病)	100	1000	10,000	100,000	1,000,000	10,000,000
1/5(高血压)	200	2000	20,000	200,000	2,000,000	20,000,000
1/1(感冒)	1000	10,000	100,000	1,000,000	10,000,000	100,000,000
10次×1/10(糖尿病管理)	1000	10,000	100,000	1,000,000	10,000,000	100,000,000
10次×1/5(高血压管理)	2000	20,000	200,000	2,000,000	20,000,000	200,000,000
4个数据/1(监测物联网)	4000	40,000	400,000	4,000,000	40,000,000	400,000,000
辖区人口	1千	1万	10万	100万	1000万	1亿
行政划分	社区/村	乡镇/中心	县/区	地区	省会	大区
医疗机构	服务站	一级医院	二级医院	三级医院	省三级医院	大区医院

图 1　服务辖区内 3 类疾病患病人群，全部涌入到对应的服务机构时的负荷状态

如图 1 所示，如果服务辖区内上述 3 类疾病的患病人群，全部涌入到为其服务对应的医疗机构，可产生如下情形。

（1）在服务 1000 万人口的省医院

以患病率约 20%的高血压为例，1000 万人口中将有 200 万患者；虽为"常见"，但是远远超出省医院负荷极限，其预期的服务质量将严重失控。

发病率约 1/1000 的心肌梗死,1 万名患者,可称"常见",但已经超出负荷能力,质量难以控制。

而发病率约 1/10 万的早幼粒细胞性白血病,100 例,也为"常见",而且负荷恰当,质量可控,为最佳服务机构。

（2）在服务 10 万人口的县医院

10 万人口中将有高血压患者 2 万,虽为"常见",但全部患者在此就诊,将超出负荷,质量难以保障。

心肌梗死,100 人,也为"常见",且负荷恰当,质量容易控制,为最佳服务机构。

而早幼粒细胞性白血病,10 万人口中,年发病只有 1 例,为"少见",经验缺乏,风险增高。

（3）在服务 1000 人的社区服务站

高血压,将有 200 人,为"常见",诊疗工作量合理,质量可控。

而心肌梗死,年发病 1 人,为"少见",经验不足,质量难控。

早幼粒细胞性白血病,100 年 1 例,实为极"罕见",只能转诊。

综上所述,对于分级诊疗来说,"常见病"和"基层"医疗机构是一个数量上可以定量的相对概念。在实际应用中,通过对地区人口发病、患病等频率的定量分析,可算出"常见病"与"机构"间比较"适当"的匹配,并获得最合理的服务质量,指导分级诊疗。

这种现象可以采用分析疾病发病率、人口数和医疗服务体的关系的医疗生态质量指数的地形图（图 2）,或 iMEQ 指数数学公式表达:

$$iMEQ = I \times P \,/\, B,$$

iMEQ:医疗生态质量指数（Index of Medical Ecosystem and Quality）,描述医疗需求与服务者的关系,反映医疗负荷和质量的关系,以及如何将复杂医疗需求进行简化的策略;I:发生率（Incidence of Events）＝ 疾病的患病率、发病率,临床情况、事件发生率,或使用某种技术的频率;P:人口数（Population Served）＝ 被服务的相对固定人群人数;B:服务体（Body of Medical Services）＝ 为人群提供医疗服务的服务者,根据服务模式,即签约或非签约服务而不同。如果是通过签约服务模式,B 则是将患者人群"分割"成为小群体的签约医生人数,如果是非签约服务,B 采用常数 1。

在医疗生态质量地形图中 iMEQ 指数可分为 3 个区:（1）白色区:小概率事件,服务者经验不足,低回报、高风险;（2）浅灰区:常见问题,服务者承受充足的工作负荷,但并没有超过负荷能力,经验丰富,为最佳生态区,质量合理;（3）黑色区, 由于医疗服务任务量超过服务者所能承担的限度,而呈现超负荷状态,质

发生率「典型临床问题」	1/10亿(...)	0.000001	0.00001	0.0001	0.001	0.01
	1/亿(...)	0.00001	0.0001	0.001	0.01	0.1
	1/1000万(...)	0.0001	0.001	0.01	0.1	1
	1/100万(多发性骨髓瘤)	0.001	0.01	0.1	1	10
	1/10万(粒细胞白血病)	0.01	0.1	1	10	100
	1/1万(血小板减少性紫癜)	0.1	1	10	100	1000
	1/1000(肺癌)	1	10	100	1000	10,000
	1/100(带状疱疹)	10	100	1000	10,000	100,000
	1/10(糖尿病)	100	1000	10,000	100,000	1,000,000
	1/5(高血压)	200	2000	20,000	200,000	2,000,000
	1/1(感冒)	1000	10,000	100,000	1,000,000	10,000,000
	10次x1/10(糖尿病管理)	1000	10,000	100,000	1,000,000	10,000,000
	10次x1/5(高血压管理)	2000	20,000	200,000	2,000,000	20,000,000
	4个数据/1(监测物联网)	4000	40,000	400,000	4,000,000	40,000,000
	辖区人口	1千	1万	10万	100万	1000万
	行政划分	社区/村站	乡镇/中心	县/区	地区	省会
	医疗机构		一级医院	二级医院	三级医院	省三级医院

图2　分级诊疗的医疗生态质量指数（iMEQ指数）地形图

量失去控制。

iMEQ指数与医疗生态和质量地形图,描述人群中医疗健康问题的频率与辖区服务者之间的关系,显示工作负荷量,是该生态系统中最核心的要素,恰当的负荷(浅灰区),有利于医疗服务者的生存、发展,并提供最佳质量的服务。

三、结语

分级诊疗中"常见病"与"基层"医疗机构是一种数量上的、可以定量的相对概念。在实践中,通过对区域内发病率、患病率等各种医疗健康问题频率的定量分析,可以选出医疗需求与服务者之间适当的匹配,应用于指导分级诊疗。分级诊疗的实质是,建设医疗需求与服务者之间恰当的生态关系,以获得最佳医疗服务质量、社会效益和投资回报。使用iMEQ指数及其地形图,描述和计算这种关系,有助于分析和理解分级诊疗的内在机制和实施策略。

参考文献

［1］　关昕.基于区域性医疗集团下的双向转诊模式探讨.中国社会医学杂志,2009,26(5)：303-305.

［2］　俞亚光,章炜颖,吴继炎,等.杭州市江干区实施分级诊疗的做法及体会.中国医疗管理科学,2015,5(1)：27-29

［3］　马伟杭,王桢,孙建伟,等.浙江省分级诊疗工作整体构想及主要举措.中国医疗管理科学,2015,5(1)：21-22.

［4］ 何思长,赵大仁,张瑞华,等.我国分级诊疗的实施现状与思考.现代医院管理,2015,13 (2):20-22.

［5］ 赵云.我国分级医疗体系建构路径比较.中国卫生事业管理,2013,4(298):244-246, 250.

［6］ 黄培,易利华.博弈论视角下双向转诊路径选择研究.中国初级卫生保健,2013,27 (11):3-5.

［7］ 魏子柠.分级诊疗有三个可行途径.中国卫生,2014(12):116.

［8］ 吕键.论深化医改进程中分级诊疗体系的完善.中国医院管理,2014,34(6):1-3.

［9］ 是文琦.浅谈新医改背景下分级诊疗的实现路径.江苏卫生事业管理,2015,2(26):22- 23.

［10］ 付强.促进分级诊疗模式建立的策略选择.中国卫生经济,2015,34(2):28-31.

［11］ 李建.看小病去小医院知易行难.中国消费者报,2014年11月,第A02版:1-3.

［12］ 熊先军.建立分级诊疗制度 前提须解决医疗体制问题.中国劳动保障报,2015年2月, 第004版:1-2.

［13］ 杨蒙莺.国家医疗卫生体系模型研究.同济大学博士学位论文,2005.

［14］ 张鹭鹭.医疗卫生服务系统建模方法学研究.解放军医院管理杂志,2007,14(3):237- 240.

［15］ 张明群.用数学方法分析分级诊疗难题.中国医学论坛报,全科医学周刊,2014,4(24): 5-6.

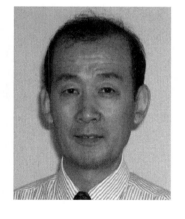

张明群 1983年毕业于北京首都医科大学,获血液学硕士学位。1986年获WHO奖学金,1987考入美国爱荷华大学医学院研究生院,进行神经科学研究,1993年获得博士学位。博士后研究参与美国国家卫生研究院(NIH)科研项目,后在美国数家研究机构任研究员、资深研究员,从事心脑血管病、老年医学等方面的基础向临床转化的应用性研究。在中国和美国从事临床、科研和教学工作近30年中多次获奖,发表论著30余篇,主编或合作编写了《心脑血管病防治手册——从指南到临床》《心脑血管及相关疾病综合防治手册——从指南到临床的四化策略》等4本专著。主持的智能数字医疗研究(《心脑血管相关疾病防治指南一体化执行辅助系统》)获得7项知识产权。现任中国老教授协会医药专业委员会心脑血管病防治专家委员会副主任,中华全科医学会信息学组成员,中华预防医学会老年医学会信息学组召集人,中国高血压联盟理事。

自 2006 年以来，跟随解放军 301 医院神经科创始人匡培根教授，参与中国老教授协会心脑血管病防治专家委员会的心脑血管病综合防治工程，主责心脑血管相关疾病的规范化、个体化、综合防治，精细化管理的技术创新和机制创新。在北京、山西、安徽、河北、河南、辽宁、广东等地的县市，巡回演讲、大小培训会 100 余场，培训 3000 余名医务人员，试点 100 余个，协作网中登记和初步管理心脑血管病及相关疾病患者 10 万余名，推动心脑血管及其相关疾病综合防治中的多指南临床转化，大人群综合防治体系的理论、策略、工具和模式研究和落地。2014 年提出"医疗生态质量指数"（iMEQ），用数学方法通过对医疗需求和服务模式关系的研究，分析全科医学/家庭医生和分级诊疗难题及其对策，以及在心脑血管病防治中的具体应用策略。

以家庭医生为基础的分级诊疗
——数学模型和智慧实施体系

张明群[1]   王炎峰[1]   顾湲[2]   程龙[3]   曾昭耆[4]

1 中国老教授协会医药专业委员会，
心脑血管病防治专家委员会
2 北京首都医科大学全科医学系，
中华医学会全科医学分会；
3 国家卫生和计划生育委员会卫生发展研究中心；
4 北京医院心内科

中国医改核心的任务之一，是建立以家庭医生为基础的分级诊疗体系。尽管这种概念被广泛认可，但是多年来却没有一个可以推广的、成功的实施方案。实际上我们面临的基本问题之一是：缺乏一个能揭示这个服务体系内在规律的基础理论，缺乏可以量化的实用模型，以指导实践。

同时，从信息化实践的角度看，也缺乏一个与之相匹配的、可以在实际工作中使用的支撑体系。

本文采用数学模型，医疗生态质量指数（iMEQ）[1]，通过对医疗需求与服务者关系的描述，形成"医疗生态与质量指数地形图"（图1）；并对以家庭医生为基础的分级诊疗中的一些基本问题，进行了量化分析和讨论，例如：

① "常见病在基层"中，"什么是常见病？""如何定义基层医疗机构？"

② 分级诊疗可否量化？依据是什么？

③ 家庭医生为什么要进行签约服务？

④ 基层医生能看高血压吗？如何对高血压进行区域协调、分级诊疗？

⑤ 专科医生和家庭医生的异与同？

⑥ 应该发展"家庭医生"还是"全科医生"？

通过 iMEQ 指数对以家庭医生为基础的分级诊疗体系的分析显示：

① "常见"病与"基层"医疗机构，是一对可以量化的、"数量"上的相对概念；

② 分级诊疗的关键是理顺医疗需求与服务机构在数量上的匹配关系，大医

院与基层医疗机构间的差异是服务范围；

③ 基层医疗（家庭医生）提供良好服务的关键，是熟悉疾病的同时，更要熟悉病人，即签约服务"有限的数量和（相对）固定的人群"。签约服务的数学特征是，通过简化医疗需求，提高服务质量。

发生率"典型临床问题"						
1/10亿 (...)	0.000001	0.00001	0.0001	0.001	0.01	0.1
1/亿 (...)	0.00001	0.0001	0.001	0.01	0.1	1
1/1000万 (...)	0.0001	0.001	0.01	0.1	1	10
1/100万 （多发性骨髓瘤）	0.001	0.01	0.1	1	10	100
1/10万 （粒细胞白血病）	0.01	0.1	1	10	100	1000
1/1万 （血小板减少性紫癜）	0.1	1	10	100	1000	10,000
1/1000 （肺癌）	1	10	100	1000	10,000	100,000
1/100 （带状疱疹）	10	100	1000	10,000	100,000	1,000,000
1/10 （糖尿病）	100	1000	10,000	100,000	1,000,000	10,000,000
1/5 （高血压）	200	2000	20,000	200,000	2,000,000	20,000,000
1/1 （感冒）	1000	10,000	100,000	1,000,000	10,000,000	100,000,000
10次x1/10 （糖尿病管理）	1000	10,000	100,000	1,000,000	10,000,000	100,000,000
10次x1/5 （高血压管理）	2000	20,000	200,000	2,000,000	20,000,000	200,000,000
4个数据/1（监测物联网）	4000	40,000	400,000	4,000,000	40,000,000	400,000,000
辖区人口	1千	1万	10万	100万	1000万	1亿
行政划分	社区/村	乡镇/中心	县/区	地区	省会	大区
医疗机构	站	一级医院	二级医院	三级医院	省三级医院	大区医院

图1 医疗生态和质量指数地形图

本图显示医疗需求与服务机构间的医疗生态与服务质量关系分布。iMEQ指数＝医疗需求/医疗服务者，医疗需求＝医疗事件发生率×人口数，服务者根据服务模式而不同。图中服务者设为1，根据医疗需求与服务者的关系，分为白色、浅灰色和黑色3类区域。其中最佳医疗生态与服务质量区域标记为浅灰色；黑色区域表示，由于需求超过工作负荷能力，质量逐渐下降；白色区域为需求太少，经验不足，投资回报低，风险增高。

在医疗实践中，由于医生水平不同、患者病情复杂程度不同，如何进行客观的量化和实施分级诊疗，是一个难以回答的实际问题。自2006年开始，作者通过将原国家卫生部主导的心脑血管病防治相关（13个）指南，与信息化相结合，将指南与临床工作的每一个环节融合、自动实施与解读，为基层医护人员提供全程支持和在岗培训，形成智慧慢病防治管理指南辅助实施系统。利用系统自动分析、自动跟踪患者的诊断、治疗状态进程和转归，形成自动化分级诊疗平台，支撑多层级医疗机构的协同和转诊工作，进而大大提高基层诊疗规范程度和效率（图2）。

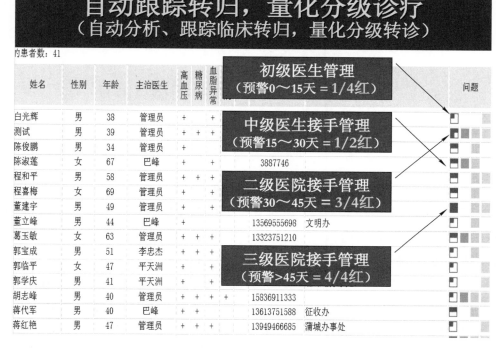

图2　某基层医疗机构分级诊疗工作平台截图

参考文献

[1]　张明群,王炎峰,顾浸,等.试用数学方法解决分级诊疗难题.中国医学论坛报,2014,4
(24):4-5.

医院集团绩效评价的概念框架研究

张冰冰[1]   苏平[2]   杨微[1]

1 同济大学经济与管理学院,上海
2 石家庄心脑血管医院,石家庄

摘要:在医疗卫生改革的大背景下,为了解决居民"看病难,看病贵"的困境,医院集团逐渐成为国内医疗机构的一个发展趋势。由于现阶段我国的医院集团发展还处于很不完善的阶段,迫切需要寻求一个科学有效的发展模式。本文重点探讨了针对医院集团整体绩效的评价问题。通过查阅国内外相关文献资料以及对国内多家医院集团的走访调研,基于对医院集团运行管理状况的深入分析,最终选取了 4 个绩效变量和 9 个结果变量,构建了结果变量与绩效变量之间的影响关系,对医院集团的整体绩效进行多维度的全面评价,为医院集团的发展完善提供了一定的借鉴作用。

一、引言

医疗卫生服务改革一直是关系到广大人民生命健康的重要问题。2009 年中央提出《关于深化医药卫生体制改革的意见》[1],明确要求加强公立医院的公益性,提高基本医疗卫生服务的可及性和公平性,保障医疗卫生服务的及时性和响应性,切实缓解居民"看病难、看病贵"的问题,进一步促进医疗资源的优化整合和合理配置,完善医疗服务体系结构的构建。在这样的背景下,历经近 20 年的发展,我国已经有上百家以不同模式构建的医院集团出现,这些医院集团的发展给医疗卫生改革注入了生机,但是在实践中也出现了很多问题,对比国外先进的医疗集团的构建和管理模式,结合我国现状,本研究针对各种不同的医院集团模式进行深入分析,并且进一步探讨对于医院集团绩效的评估框架,给未来的医院集团发展改革提供一些有价值的指导建议。

二、医院集团介绍

我国大型综合医院的医疗资源已经远远无法满足民众的需求,病人就诊等待时间过长,甚至是"一号难求",治疗费用昂贵;而另一方面,许多社区医院、专科医院以及很多二级医院则供大于求,出现资源闲置浪费,甚至出现财政连年亏损的情况。而在医院之间还存在重复建设、条块分割、无序竞争的问题。针对这些问题,医院集团成为一个比较有效的解决方法。

医院集团是由同一责任人或者团体实施统一管理,包含多个医院以及多个投资、管理机构,采用资产重组、合并、兼并、合作等不同形式构成的医疗服务群体。医院集团实质上是根据实际需要将多个医疗机构进行有机整合,通过一系列改革措施,最终形成一个资源配置合理、技术水平高、管理机制科学、功能齐全、服务完善、具有规模效益的医疗机构集合体。医疗集团的整合具体包括组织结构的整合、人力资源的整合、财务系统整合、供应链整合、服务营销整合和文化整合等六个方面[2]。其中,组织结构、人力资源、财务系统和供应链的整合是要达到"人、财、物的统一"。服务营销整合在集团内部是进行服务流程的重组、共享病源渠道,实现双向转诊。

目前我国的医院集团大致可以分为以下几大类[3]:一类以南京鼓楼医院集团为例,主要以医疗服务产品为纽带的医院集团模式,集团内部各机构主要以合作、托管和加盟的模式相互联合,是结构比较松散的整合模式。第二类以上海瑞金医院为例,主要以产权和经营权为纽带的医院集团模式,集团主要是购买、兼并医院,直接对其进行经营管理。第三类以上海华山医院集团为例,主要以技术为纽带的医疗集团模式,即以优势学科为线将多家医院的同一学科联合起来,如上海华山医院集团以华山医院神经外科为本部,多家二级医院神经外科为分部。

纵观我国医院集团的发展,虽然集团内部的构成和管理方式各不相同,但是仍然都处于探索阶段,还有许多不规范之处,发展也很不完善,上述的这种分类方式只是现阶段的几种分类方式之一,对国内医院集团种类的界定还不是非常清晰,比如一些医院集团在扩张的过程中出现多种模式并存的现象,管理上也存在一些混乱和漏洞,甚至有些医院集团在发展过程中被迫解散。针对这些现状,迫切需要深入研究我国医院集团,寻求一个有效评估医院集团绩效的方法,对医院集团进行多维度的客观评估,为未来的发展完善提供一些指导建议。

三、医院集团绩效评估

在回顾了对医疗卫生服务绩效评估的相关研究的基础上,比较这些绩效评估方法的优缺点,在对文献研究的基础上对国内多家医院集团进行实地调研取证,向医护人员询问集团的管理和运转,深入了解了国内多家医院集团的实践情况。

在对医院集团进行绩效评估时,没有一个单一的变量能够充分完全地描绘绩效的所有重要侧面。为了能够满足在评估医疗服务整个传递过程中涉及的众多因素的不同需要，于是决定构建一个具有多个属性的绩效评估的框架[4]。

表 1 是一组简明的绩效变量，并且针对每一个变量提供一个测算的例子。

（1）适宜性，用于描绘当前所选择的集团运作策略与可能的最优策略的差距；

（2）有效性，用于衡量集团的医疗服务结果与理想情况下的服务结果的差距；

（3）效率，测算消耗的资源总量以及得到的服务产出；

（4）需求满意度，来自病患、医护方和投资方三方的需求满意度，即衡量医疗服务提供者对于三方的明确需求的满足程度。

其他方面可以用上述四个变量来表示，例如医院集团的双向转诊问题，双向转诊的流畅性可以用有效性和效率来诠释，而最终的实践结果则可以用适宜性和需求满意度来评判，从多个维度比较全面地诠释了该医院集团在双向转诊方面实施的情况。

表 1   绩效变量

绩效变量	测算方法
适宜性	所选模式的结果与最佳模式的结果比值的加权平均值
有效性	所选模式下实际观察结果与最佳理想结果比值的加权平均值
效率	服务产出结果与资源投入成本的比值
需求满意度	接受者对于每种需求满意度的加权之和（每种需求与重要性相关）

想要评估绩效，就需要用到相关的实践产生的结果，而可以测量的结果数据有很多，我们从文献资料以及医院调研中综合分析，最终找出 9 个与绩效评价相关度最高的结果变量。结果变量本身受到环境因素影响很大，通常需要在一定的设定之下通过对比分析来发挥其作用。以下依次罗列出结果变量以及它们各自的含义（表 2）。

（1）就诊时长，就诊时长涉及医院集团的流程整合构建，信息共享沟通以及医护人员救治的质量等多个因素，例如集团成员机构之间双向转诊的实践结果部分反映在就诊时长这一结果变量上；

（2）资源消耗，在进行资源整合之后，在医疗服务产出增加的情况下对相对应的资源利用消耗情况进行估算就可以看出资源的有效利用程度，体现在病人的医疗救治成本上；

表 2　结果变量

结果变量	描述
就诊时长	病人从入院到出院整个诊疗过程所用的时间长度,反映了集团内部构建的流程的畅通、合理和精简程度,以及医护人员之间信息的共享交流和诊疗的衔接契合
资源消耗	包括病人从入院到出院这期间诊疗的全过程所消耗的资源量
病人发病率	衡量实施的医疗服务对病人的生理机能恢复、器官功能、并发症等情况的影响
服务质量测定	通常会测量医院感染、关键环节决策、术后再探查等
病人死亡率	用于评估医疗服务适宜性和有效性的重要结果构成部分
病人及家属满意度	是衡量医疗服务适宜性、有效性、效率和需求满意度的决定性因素
投资方满意度	出资方对于集团有着相当的影响力,所以也是关系到医疗集团运行的适宜性、有效性、效率和需求满意度的关键因素
工作人员满意度	工作人员包括管理人员和医护人员,他们的满意度也关系到集团发展的适宜性、有效性、效率和需求满意度
区域覆盖率	针对集团的区域覆盖的评估关系到适宜性、有效性和需求满意度,也从侧面反映出集团构成机制和管理模式的实践情况

（3）病人发病率[5],病人发病率可以以几种方式来描述,而发病率也是确定诊疗的适宜性和有效性的重要结果参数;

（4）服务质量测定,医疗服务质量可以表达为医疗服务的技能和准确,例如病情确诊、临床决策、与病人及家属的交流等方面;

（5）病人死亡率[5],涉及病人存活时间,在哪个阶段死亡,以及与预期存活时间的差距,来分析医疗服务对病人存活的影响;

（6）病人及家属满意度[6],病患及其家属的满意度是医疗服务改革的主要驱动力,也是院方和医护人员想要达到的关键目标,主要是病人及家属对于救治过程和结果的满意程度;

（7）投资方满意度,投资方一般包括政府、保险公司等,他们不仅关注医院集团的医疗服务质量,也关注对周围区域的医疗覆盖范围以及集团本身的投入和产出比等经济效益指标;

（8）工作人员满意度,在人、财、物的整合中,人员的整合是集团资源整合中最重要的部分,医护人员对于其个人的工作内容、薪酬机制、集团的环境文化和未来的职业规划安排的满意程度影响到其个人能力的提升和发展以及医院的管

理和运转;

（9）区域覆盖率,不仅仅指地理上的区域可及范围,医院集团在组建和扩张中,大型综合医院能够将先进的医疗技术和管理方式渗透到社区医院和二级医院,在整体水平提高的前提下使得集团服务的人群数量扩大,医疗服务的可及性增加,从而让居民享受到高质量的医疗服务。

如果想要测量一个绩效变量,就需要一系列与该绩效变量相关的重要的结果变量值共同测定。表3体现了针对每个绩效变量而言可以用哪些结果变量值表示出来,或者说每个结果变量中可以体现出哪些绩效变量。以资源消耗为例,资源的消耗量可以反映出该医院集团在资源整合方式的适宜性以及资源配置利用的有效性,还可以看出投入和产出比的变化情况,以作为该医院集团效率的一个侧面反映。

表 3　结果变量对绩效变量的影响

	就诊时长	资源消耗	病人发病率	服务质量测定	病人死亡率	病人及家属满意度	投资方满意度	工作人员满意度	区域覆盖率
适宜性	√	√	√		√	√	√		√
有效性	√	√	√	√	√				
效率		√		√			√		
需求满意度	√					√	√	√	

四、展望和结论

本文在文献阅读和实地调研的基础上针对医院集团的绩效评估选取了4个绩效变量,又选取了9个结果变量,并分析了结果变量对绩效变量的影响体现,由于现有研究的一些局限,在变量的选取上可能存在一些不妥之处,在现有研究的基础上将进行进一步的改进,希望能够逐渐完善框架的构建,以便更加有效准确地评估医院集团的整体绩效,并且通过一些结果因素构建算式来对每个绩效变量进行标准化的测算,以达到定量化的测定。

参考文献

［1］ 中华人民共和国卫生部.中共中央国务院关于深入医药卫生体制改革的意见,2009.

［2］ 方鹏骞,李璐,李文敏.我国公立医院改革进展,面临的挑战及展望.中国医院管理,

2012, 32(1):1-5.

[3] 顾虎, 郭志坚. 兼顾 公平和效益——区域性医疗集团在我国医改中的作用. 中国卫生产业, 2005 (8):72-74.

[4] Rotondi A J, Sirio C A, Angus D C, et al. A new conceptual framework for ICU performance appraisal and improvement. J Crit Care, 2002, 17(1):16-28.

[5] Suter P, Armaganidis A, Beaufils F, et al. Predicting outcome in ICU patients. Inten Care Med, 1994, 20(5):390-397.

[6] Turnbull JE, Hembree WE. Consumer information, patient satisfaction surveys, and public reports. Am J Med Qual: Official J Am Coll Med Qual, 1995, 11(1):s42-45.

基于决策树的医院医疗质量关键指标
预测方法研究

陈柳剑　毕鲁佳　张纪林　司华友

杭州电子大学计算机科学与技术系

摘要：医疗质量指标是评价医院医疗质量的主要依据，使用数据挖掘技术对医疗质量指标进行预测分析，能够及时发现并解决医院医疗质量管理中存在的问题。本文基于住院病案首页数据，采用决策树 C4.5 算法，对医院医疗质量关键指标进行分析。决策树是一个预测模型，可用于辅助医院医疗质量管理相关决策，运用决策树优秀挖掘算法 C4.5 并辅以适当的修剪，可以构建高质量的决策树模型。决策树模型不仅能完成指标的统计工作，更能对医院医疗质量指标作出准确性较高的预测，提高医院医疗质量管理水平。

一、引言

医疗质量是一个关乎个人及社会的重大问题，提高医疗质量是每个以患者为中心的医院的目标。医疗质量指标体系是目前评价医疗质量的主要依据[1]，该体系是用数据表明医院医疗质量以及与质量有关各个方面的现状、发展和变化规律。数据挖掘（Data Mining，DM），是指从大量数据中提取潜在的知识，结合了统计学、机器学习、模式识别、人工智能、知识获取、专家系统、数据可视化及高性能计算等多个领域的理论和方法[2]。随着医院信息化的不断发展，医疗数据挖掘（Medical Data Mining，MDM）应运而生，其研究范畴主要涵盖了临床医学、生物信息学、预防医学、药学与病理学、医院管理等领域的内容，具有广阔的发展前景和很高的社会价值[3]。

使用数据挖掘技术对医疗质量问题进行研究，能够更全面地发现医院管理中存在的问题，找出各种可能的原因并给予相应的解决策略。目前国内的大中型医院几乎都在使用医院信息系统（Hospital Information System，HIS）。它所收集的病案首页数据不仅数据量大，内容丰富且较为完整，同时还具有相对统一的数据格式，非常适合使用医疗数据挖掘技术开展医疗质量的相关研究[4]。

目前评价医疗质量的方法主要有两类：一是利用统计学方法对某一类医疗

质量指标进行统计分析;二是医疗质量多维综合评价方法,如秩和比法、综合指数法等[5,6]。然而统计学方法与综合评估法均不能对医疗质量指标作出预测分析。本文选用决策树 C4.5 算法构建决策树模型,以医院住院病案首页数据作为训练集与测试集,通过图形化较为形象地完成医院医疗质量指标的预测分析,并利用测试集计算预测的准确度。医疗质量指标选取平均住院天数,后者作为医疗质量指标体系的关键评价指标,在很大程度上体现了医院对于住院病人的治疗及恢复效果,反映了医院医疗服务的效率及质量。

二、相关工作

国际医疗质量指标体系(International Quality Indicator Project,IQIP)于 1985 年在美国率先投入使用,是目前世界上应用最广泛的医院内部医疗质量管理指标体系[7]。在我国,大多数医院采用 ISO9000 体系下的评价指标,相对于 IQIP 体系来说,存在着很多问题亟待改进[8]。2011 年,卫生部医政司发布了《三级综合医院医疗质量管理与控制指标(2011 版)》,中国医疗质量评价指标体系(Chinese Medical Quality Indicator System,CHQIS)初步建立,并成为我国卫生行政部门和综合医院在医疗质量管理与控制工作中的重要辅助工具[9]。

近几年医院医疗质量评价的相关研究主要有:2010 年陈虎等对北京市 5 家大型综合医院开展医疗质量研究,利用统计学方法比较分析了中国医疗质量评价指标体系中部分"重返类"指标,具体为非计划再入院类指标和重返手术室类指标[10]。2013 年邓筱、庹远忠运用综合指数法对某三级医院 2007-2011 年医疗质量进行综合评价[11]。2014 年曲巍、邓国志等运用秩和比法选取中国医疗质量评价指标体系中具有代表性的 10 项指标,对某医院 2003-2012 年医疗质量进行综合评价[12]。

上述相关研究能够通过对医疗质量指标的综合分析,较为全面、准确地评估医院的医疗质量现状,在一定程度上提高了医院的医疗质量管理水平,但是都无法完成医疗质量指标的预测分析,不能帮助医院稳定并改善未来的医疗质量绩效考核。

三、医疗质量评价方法原理

本文选取平均住院天数指标作为研究对象,医院平均住院天数受到病人的所属病区、年龄段、性别等多个特征的共同影响。对平均住院天数指标进行预测分析可以通过病人的分类来实现,即将具有不同特征的病人根据划分平均住院天数区间进行分类。在分类完成后,可以依据医院新入院病人的特征对其进行分类预测,以达到预测分析的目的。本文采用的决策树 C4.5 算法是一种优秀的分类算法，选择合适的特征及分类区间构建决策树模型，通过决策树模型可以对医院医疗质量指标进行预测分析，有助于医院完成医疗资源的合理及优先分配。

（一）决策树

决策树（Decision Tree，DT）是一种树形结构，其中每个节点表示一个属性的分类测试，每个分支表示一种测试输出，每个叶节点表示一种类别，是直观运用概率分析的一种图解法。

决策树属于监督学习算法，所谓监督学习就是给定一个训练样本集，每个样本都具有一组属性和一种类别，这些类别是事先划分确定的，那么通过学习可得到一个分类器，这个分类器能够对新对象作出正确的分类。

（二）医疗质量评价算法

本文选用决策树 C4.5 算法作为医疗质量评价算法，在引入 C4.5 算法之前，首先需要说明几个专业术语及其计算公式。

按照决策树分类标签对训练数据集 D 进行划分，得到一组信息熵：

$$Info(D) = -\sum_{i=1}^{m} p_i \log_2(p_i) \tag{a}$$

上式中，p_i 表示数据集 D 中每个分类的出现概率。

按照属性集 A 中每个属性对训练集 D 进行划分，得到一组信息熵：

$$Info_A(D) = \sum_{j=1}^{n} \frac{|D_j|}{|D|} Info(D_j) \tag{b}$$

上式中，D_j 表示属性每个取值所包含的训练集。

属性集 A 的一组信息增益为两组信息熵之差：

$$Gain(A) = Info(D) - Info_A(D) \tag{c}$$

属性集 A 的一组信息增益率计算公式为：

$$GainRatio(A) = \frac{Gain(A)}{SplitInformation(A)} \tag{d}$$

其中 $SplitInformation(A)$ 为分裂信息度量，用来衡量属性分裂数据的广度和均匀程度，计算公式为：

$$SplitInformation(A) = -\sum_j p(v_j) \log_2 p(v_j) \tag{e}$$

其中 v_j 表示属性集 A 中每个属性的全部取值。

C4.5 是决策树的一种改进型算法，主要特性如下：

（1）用信息增益率来选择属性，克服了用信息增益选择属性时偏向选择取值多属性的不足；

（2）在树构造过程中进行剪枝；

（3）能够完成对连续属性的离散化处理；

（4）能够对不完整数据进行处理。

C4.5 算法的优点：产生的分类规则易于理解，分类预测准确率较高。其缺点是：在构造树的过程中，需要对数据集进行多次的顺序扫描和排序，因而导致算法的低效。

C4.5 算法具体伪代码实现如下：

```
decisionTree C4.5formtree( samples, attributeList) {
1    createNode(N);//创建节点 N
2    if( N.getSamples( ) = = null) {
3        delete(N); //若节点 N 所属训练集为空,则删除 N
    }
//若 N 所属训练集属于同一类别,则将 N 标记为该类别,并作为叶子节点
4    boolean bl = true;
5    for ( int i = 0; i < N.getAllChild( ).length−1; i++) {
6        if( ! ( N.getChild(i).equals( N.getChild(i+1)))) {
7            bl = false;
        }
    }
8    if( bl = = true) {
9        N.flag = categoryName( );
    }
//若候选属性集为空,则将 N 标记为出现次数最多的类别,并作为叶子节点
10    if( N.getAllAttribute( ) = = null) {
11        N.flag = MostCategoryName( );
    }
12    for ( attribute attr : attributeList) {
13        if( attr.isContinuous( )) {
14            discretization(attr); //若候选属性值是连续的,则离散化
        }
    }
    //选取信息增益率最大的候选属性 D,并将 N 标记为 D
15    attribute D = getMaxInformationGainRate( attributeList);
16    N.flag = D;
```

```
       //对于 D 的任一取值 d,从 N 分出分支节点 N1
17   for（object d ：D.getAll（））｛
18     createNode（N1）；
19     N1 = N.setChildNode（d）；
20     if（N1.getSamples == null）｛
21       delete（N1）；//若 N1 所属训练集为空,则将 N1 删除
22     ｝else｛//若 N1 所属训练集非空,则继续构造决策树
23       C4.5formtree（N1.getSamples,N1.getAttributeList）；
       ｝
     ｝
   ｝
```

decisionTree C4.5formtree（samples， attributeList）函数根据指定的训练数据集 samples,候选属性集 attributeList,返回一棵 C4.5 算法决策树 decisionTree。

四、数据预处理

（一）隐私过滤

本文的数据源来自浙江省某中型医院 2011-2013 年住院病案首页数据,医院的住院病案首页数据是住院病案的真实记录,其中包括病人的姓名、住址、联系方式和医护人员的姓名等个人隐私信息,不能对外公开,应进行隐私过滤处理。最常用的隐私过滤处理方法就是删除隐私信息和屏蔽隐私信息。本文采用的处理方法是将病人和医护人员的姓名、联系方式这 4 个涉及个人隐私的字段删去,加入两个用于唯一标识病人及主治医生的 id 字段。

（二）数据清理

清除一些由于数据输入和导出时操作不当造成的乱码及错误记录,消除噪音数据。2011-2013 年的原始数据记录条数分别为:11646、17086、16617,经清理后,2011-2013 年的剩余数据记录条数分别为:10647、15261、13181。所有处理后的数据均存储在 mysql 数据库中。

（三）字段抽取及处理

根据所选的医疗质量指标并结合医院实际及研究数据,本文选取了病人的年龄段、性别、所属病区、是否使用抗菌药物共计 4 个字段。并将所抽取的字段数据格式转换为更为适当的格式,具体转换如下。

1）离散化

结合医学专业分类及原始数据特征，将病人年龄划分为 7 个年龄段，如下表所示（表 1）。

表 1　病人年龄段划分

年龄段 id	年龄区间
1	0~14 岁
2	15~24 岁
3	25~34 岁
4	35~49 岁
5	50~64 岁
6	65~74 岁
7	75 岁及以上

2）数字化

将中文数据格式的字段以数字化表示。

① 病人性别：1 表示"男性"，0 表示"女性"；

② 是否使用抗菌药物：1 表示"是"，0 表示"否"；

③ 所属病区：1 表示"骨科病区"，2 表示"产科病区"，3 表示"心血管病区"，4 表示"外科病区"，5 表示"妇科病区"，6 表示"呼吸病区"，7 表示"儿科病区"，8 表示"神经内科病区"，9 表示"消化病区"。

五、实验及评价

本文选取 2011-2012 年数据作为训练集，2013 年数据作为测试集，病人年龄段、性别、是否使用抗菌药物、所属病区共计 4 个字段，作为决策树算法的属性集，将平均住院天数划分为 4 个区间作为分类集，分别为｛[1~4 天]，[5~7 天]，[8~11 天]，[12 天及以上]｝，采用 C4.5 算法构建决策树模型的详细过程如下。

按平均住院天数对数据集进行分类得到信息熵为 1.9945346472682517，按病人年龄段进行划分得到信息熵为 1.85393728999253927，信息增益为两者之差：0.14059735727571243，病人年龄段的分裂信息度量为 2.7818217040492845，将信息增益除以分裂信息度量即可得信息增益率为 0.05054146966754039。

同样计算得到剩余 3 个属性的信息增益率分别为：病人性别 0.013442005662431962、所属病区 0.05095289703047606、是否使用抗菌药物 0.009637927111898002。经比较，所属病区属性的信息增益率最大，因此选为决策树的根节点。在各分支依次选择信息增益率最大的剩余属性作为子决策树的根节点,重复上述步骤,最终构建出完整的决策树模型。以所属病区属性值取 1 (骨科病区)的分支子决策树为例,此时剩余 3 个属性的信息增益率分别为:病人年龄段 0.005678491121489882、病人性别 0.0015034493571269923、是否使用抗菌药物 0.023004602956651844。经比较,是否使用抗菌药物的信息增益率最大,因此作为该分支子决策树的根节点。最终构建的完整决策树模型如图 1 所示。

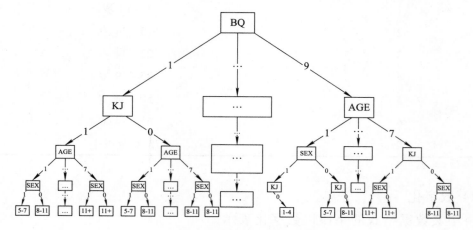

图1   平均住院天数决策树模型

决策树节点过多无法全部展示,因此仅绘出部分节点,并用英文字母简称表示属性,BQ 表示"所属病区",KJ 表示"是否使用抗菌药物",AGE 表示"年龄段",SEX 表示"性别"。

利用测试集数据对此决策树模型进行分类测试,从测试结果得出预测准确度为 81.95%。一般来说,医院的平均住院天数指标通常会随着年份而略微减小,这也会对准确度造成小幅影响。总体上看,本文构建的决策树模型具有较高的预测准确性。

一方面,在有新病人入院时,医院可以根据此决策树模型预测该病人的住院天数,对于医院病床使用、护理工作安排、医疗资源分配等方面都能起到较为重要的作用。特别是在医院住院资源比较紧张时,可以帮助医院对当前及未来住院资源分配作出合理、科学的安排。另一方面,平均住院天数是医院医疗质量评价体系的一项关键指标,医院可以根据此决策树模型大致掌握住院天数较长病人的特征,并对这类病人优先分配更多医疗资源,以达到降低全院的平均住院天数,改善医院医疗质量评价考核的目的。

六、结语

如何保持并提高医疗质量是当前所有医院面临的一项重要挑战,基于帮助医院提高医疗质量管理水平的目的,本文提出了利用决策树 C4.5 数据挖掘算法对医疗质量评价指标进行预测分析的方法。根据平均住院天数决策树模型可以帮助医院对于各类病人的平均住院天数作出准确性较高的预测,以便进行医疗资源的合理及优先分配,改善医疗质量评价考核,并促进医院医疗质量管理水平的提高。

参考文献

［1］ 曹阳,张罗漫.利用病案首页数据进行病种医疗质量分析.第二军医大学学报,2006,27(7):703-706.
［2］ 夏蕾.基于数据仓库技术的医疗质量信息利用研究.第四军医大学,2005.
［3］ 郑西川,秦环龙,厉永灏.基于数据挖掘和决策支持的医疗质量分析.中国医院管理,2006,26(4):22-24.
［4］ 宫秀军.贝叶斯学习理论及其应用研究.北京:中国科学院研究生院,2002.
［5］ 孔桂兰,马谢民,赵乐平,等.我国医院医疗质量综合评估现状研究.中国医院管理,2012,32(9):24-26.
［6］ 夏萍,庄岩,卢传坚,等.我国医疗质量多维综合评价方法的循证评价.中国循证医学杂志,2011(2):226-230.
［7］ Kizer K W. The National Quality Forum seeks to improve health care. Acad Med,2000,75(4):320-321.
［8］ Hou Q,Zhong Q,Yang J, et al. Application of ISO9000:2000 in Hospital Infection Quality Management. Chin J Nosocomiol,2009,9:41.
［9］ 中华人民共和国卫生部医政司.三级综合医院医疗质量管理与控制指标(2011 版),2011:1-2.
［10］ Kusiak A,Park K. Concurrent engineering:decomposition and scheduling of design activities. Int J Prod Res,1990,28(10):1883-1900.
［11］ 崔雷.医学数据挖掘.北京:高等教育出版社,2006:123-165.
［12］ Brossette S E,Sprague A E,Hardin J M, et al. Association rules and data mining in hospital infection control and public health surveillance. J Am Med Inform Assoc,1998,5:373-381.

关注疗效、安全和感受，破解医患难题
——广西壮族自治区妇幼保健院 2014 纪实

崔艳

广西壮族自治区妇幼保健院

摘要：2014 年，广西壮族自治区妇幼保健院门（急）诊量 1 484 072 人次，比 2013 年同期提高 22.3%；本年度年出院病人 43627 人次，较 2013 年同期增加 20.3%。全年医院医疗差错纠纷 44 次，赔偿金额 56.69 万元，同比 2013 年下降了 16.8% 和 66.48%，全年无过激医闹事件。收到群众送来锦旗 112 面、表扬信 28 封、退回红包 95 个，群众基本满意率达 96.32%，同比提高近两个百分点。职工生活水平稳步提高，个人人均年收入达 14.8 万元，增幅达 22.25%（含离退休）。

一、引言

与其他医院"医疗服务数量上升，医患纠纷正相关增加"的情况不同，广西壮族自治区妇幼保健院做到了提升病人数量，医疗质量同时提高，不仅赔偿减少（赔偿的背后通常起因于医疗事故和差错），医患关系也更为和谐。另外，员工收入增加，医务人员不依靠灰色收入，体面生活。

这与新年伊始国家卫生和计划生育委员会出台《2015 年卫生计生工作的总体要求和重点任务》提出的工作重点不谋而合。"进一步提升医疗质量和服务水平。着力提升医疗服务能力。加强医疗质量和医疗技术管理。实施改善医疗服务行动计划促进医患关系更加和谐，为广大医务工作者创造安心、放心、舒心的良好工作环境"。

"卫计委提出的这些要求，都是我们已经在做的。很多医院都在扩张规模，只能解决挣钱问题，但人员素质没跟上，医疗质量下降，因此纠纷增加。我们的法宝就是围绕病人的安全、疗效和感受，让病人口口相传。我们解决了'规模增大，纠纷正相关增加'的难题！"郑陈光院长说。

然而，郑院长也强调"看着很美好，但是过程却很艰辛。"

二、医疗

变化先从临床科室主任们开始。

主任们改变原有查房模式,从"填鸭式"的灌输教育到主任和医生、医生和护士、医生和病人之间的互动。不但医生的能力和诊疗思维得到提高,护士的专业化也进步明显,病人也充分感受到医生对他的关注。

比如查房过程中,主任会这样问医生:"该病人诊断是什么?"医生回答后,主任会继续问:"为什么? 证据在哪里?"医生就要思考主诉、症状、体征、辅助检查、对治疗的反应等,从以上内容去回答主任,如果主任觉得不够,还会继续问:"还有什么证据?"这样,医生在被提问的过程中,思维模式也在发生着变化,去思考原来放过或未曾注意的一些证据,查体也比原来细致全面。同时,主任还会用通俗易懂的语言和病人进行互动,教会医生如何医患沟通。

应试教育体制下培养出来的医生们,几乎没有受过医患沟通培训。可是,沟通不好,病人不理解病情,依从性差,常常不接受医生的诊疗建议。另外,医生如果没有解释清楚病人疑惑,会增加病人不信任感,导致医患纠纷增加。

比如很多医生进行术前谈话时,要么让病人预期太高,一旦真出意外病人就难以接受,闹纠纷;要么就是谈手术的风险太多,让病人感觉很可怕,100%会发生并发症,拒绝手术。医生也深感困惑:"我该怎么谈呢?"其实,这就是医生没有掌握和病人沟通的技巧。

于是,医院先对主任们做医患沟通行为培训(表1)。

有的主任学会这种沟通方式后,发现效果很好,就按照病种做成沟通模板,让所有医生都按照模板进行沟通。

如对病人解释子宫时,说"宝宝在妈妈肚子里住的小房子"。对"中央型前置胎盘"病人解释为什么要进行剖腹产时,告诉病人"宝宝从你肚里出来的门被堵住了,要从肚皮上开个窗户,把他从窗户里取出来。"对于癫痫病人,解释病情要说"抽搐"或"抽筋""口吐白沫,发抖"等通俗语言,谈到治疗时,会说"我现在让你从最小量开始,如果效果不好,你再来,我再调整,我再加量。从最小量开始,是要保证疗效最好,伤害最低。"因为家长不了解这些,常会在 3~4 天用药后去别的医院更换用药,不仅影响治疗,也会有由于诊疗意外带来的纠纷。

让核心制度真正落地,是广西妇幼提高医疗质量的另一举措。如疑难病例讨论、术前病例讨论等。以前的病例讨论,常常是形式主义,很难分析出原因,解决质量和安全隐患。现在,医生讨论病例时角度发生了变化:如果病人再次入院,我该如何做好可以避免问题发生? 如果病人再次站到我面前,有哪些措施可以保证病人安全？这样一来，讨论就会非常细致，医生们也很有成就感。

表1　医患沟通培训

医患沟通标准		
沟通内容	什么病	
	为什么得病	
	怎么治	
	为什么这么治	
	治疗后过程及效果	
	其他治疗选择	
	帮助病人分析利弊	比较缺点（量化）
		比较优点（量化）
	主动询问病人有无问题	
沟通要求	自信坦诚	
	语言通俗	
	形象比喻	
	图像对照	
	态度和蔼	

比如，在讨论"剖宫产膀胱损伤"时，大家都认为如何判断膀胱粘连的位置是难点。于是，就如何解决这一难点医生纷纷献策。有的说"切口尽量向上"并画图示意具体切口位置；有的说"向膀胱注射美兰"这样颜色会有区别；有的说"靠手感"，膀胱和腹壁、子宫壁的手感有明显的差别，并示范给大家如何辨别。这样，无论医生经验丰富与否，再碰到类似病例，就可以把讨论出来的方法派上用场。现在，产科每周都会就罕见或出现不明原因并发症等疑难病例进行定期讨论，找出问题，提出防范措施。

三、护理

不做"打针发药护士"，围绕病人安全、疗效和感受，改变护理每一个流程。

护理交班的重点，转向病人（含新入院）阳性体征、病情变化、治疗措施和效果。方便医生了解病情，甚至有医生说："我更愿意和护士一起交班。"

每个科室都建立了"医护一体化查房"制度,每名责任护士每周最少要和医生共同查房 1～2 次。为了真正让护士"查有所获",医院还规定,医生必须要主动提问护士问题,护士也要主动向医生提问题。每天下午,护士长还要提问早上查房的护士,检验她学习效果。

护士把从医生那里学到的专业知识用在对不同病人的个性化评估中,关注病情变化,给医生提供进一步诊断和治疗的证据。如儿外二区梁丽护士巡视病房时发现患儿精神状态良好,但胃引流液颜色由白色转为黄绿色粪样,1 小时量约 30 mL,查体发现患儿腹胀,腹壁紧张。该护士当即考虑为肠梗阻,立即向医生汇报病情及自己的判断。医生查看患儿情况后行急诊剖腹探查术,诊断为粪石性肠梗阻。如果该护士未能及时观察到病情变化,患儿可能会发生梗阻性肠坏死,也有可能导致医患纠纷。而这些专业知识,就是跟医生查房后学会的。

除医护一体化查房外,护士接诊新病人的流程,包含查体、评估、动态观察等也按照病种设定规范。按照这些标准化流程,无论护士们经验是否丰富,都能发现问题。

某患儿入院诊断为急性喉炎,入院后第二天谢舒婷护士查体时发现患儿较前一天左脸颊略有肿胀,报告医生查看检查后确诊为腮腺炎,及时隔离治疗。

从 PICU 转入普通儿科的患儿,护士查体发现右侧足背及腹股沟有穿刺点,按照规范班班交接,第二天郑艳丽护士发现肿胀呈持续性增大,延伸至右侧大腿,考虑血栓形成,立即报告医生,并提醒医生行 B 超检查,结果提示为右髂静脉、右股静脉上段血栓约 2.9 cm×0.4 cm。确诊后医生立即进行治疗。

2014 年全年,广西妇幼分娩总数为 14 843 人,产妇死亡是 0。原因之一就是护士密切观察病情,能早期发现病情变化,从而有足够时间进行抢救。

某剖宫产产妇从手术室回来 15 分钟后,护士压宫底阴道出血 5 mL,又过 15 分钟后压宫底阴道出血 10 mL,再次 15 分钟后压宫底阴道出血 15 mL,产妇生命体征正常,精神反应良好。虽然出血量在正常范围,但值班护士覃梅蕾对出血量不减反增现象感到疑惑,询问产妇,自诉手术中有一过性喉咙痒现象。护士立即警觉,不除外羊水栓塞可能,立即将此现象报告值班医生及手术医生,手术医生回忆产妇在术中呛咳过一声,结合病情考虑有凶险型羊水栓塞发生可能,立即给予积极抢救。抢救时,病情突然迅速发展,10 分钟内出血量达 1000 mL。1 小时后病情控制后,送手术室行次全子宫切除术,术后恢复良好,康复出院。产妇及家属对医护人员的技术水平高度肯定,非常感激。此案例是一例非典型迟发性凶险型羊水栓塞,护士的评估和早期发现病情变化,为抢救争取了最佳时间。

2014 年全年,这样的非典型羊水栓塞案例,护士发现 25 起。

在广西妇幼,听诊器也是护士必备工具。护士除了听诊呼吸道症状的病人,如呼吸音、湿啰音等，以早期发现病情变化，提醒医生，还要听诊术后病人肠鸣音，判断肠蠕动是否恢复，从而决定患者是否能饮水。

如产科，第一次喝水时间为术后 1 小时，术后 6 小时可以半流质饮食。而以前，由于没有评估，产妇需要等待 8 小时才能喝水，饮食则要 24 小时以后。

病人吃喝后，也有利于减少不必要输液，并加快产妇恢复、改善感受。

有产妇说："我第一次生孩子去的其他医院，这次来到这里感受明显不一样"。

护士掌握了肠鸣音听诊，还有助于发现病情。

护士刘榴为"重症肺炎"患儿查体时，发现患儿腹胀，遂进行腹部听诊，未闻及肠鸣音，立即报告医生，行 X 线检查后，结果提示不完全性肠梗阻。立即遵医嘱予禁食、内科保守治疗等。保证了患儿安全，避免了纠纷。

肌力评估，也是医院要求所有护士必备技能之一，也是判断病人病情变化的一个重要手段。不仅加快病人恢复，也改善病人感受。

剖宫产产妇下床时间由原来术后 24~48 小时提前至术后 4 小时。

产四病区有一位第三次剖宫产产妇，术后 4 小时护士评估后告诉她可以下床活动的时候，她完全无法相信。她说，"我第一次手术躺了 3 天，第二次躺了 5 天。我肯定没法下床。"在护士耐心指导和鼓励下，产妇终于下床，术后 3 天出院。

四、科助理

科助理作为一项新生"事务"，也开始在医院试点。

与协和、华西这些医院不同，广西妇幼的科助理工作原则是：主任能做、科助理能做的，都交给科助理；主任做他能做的。

于是，主任们腾出更多时间思考科室发展和医疗质量。而以前，科主任不仅参加医院各种会议和对外各种事务性工作，还要作为医生做手术、出门诊。根本无暇思考科室管理，而且，由于缺乏监督，很多管理措施也无法实施。

现在，科助理每天最少花费 2~3 小时在病房和患者沟通，监督医护人员是否按照科室要求进行工作，及时发现医疗和护理的各种问题，把问题和改进建议反馈给主任和护士长，并跟科室人员绩效挂钩。如科助理发现病人第一次喝水时护士没有评估，就会告诉护士长，由护士长分析原因后，对责任护士进行培训或考核。

科助理既非医生、也非护士，却要懂临床，并且沟通能力强。医院规定：禁止医务人员和病人谈费用，由科助理为病人在费用方面答疑解惑，如为什么临床诊断后要用这个药？为什么这么治疗？为什么花费这些费用？都要耐心和病人沟通。这样就避免了医务人员和病人谈费用对病人心理造成的负面影响："原来你们对我那么好就是为了挣钱啊。"不仅提高了医疗质量和安全，也提高了病人满意度。

有了科助理后,病人的不满和投诉都减少了很多,2014 年很多科室都是 0 投诉。

科助理职责(举例):

- 患者入院、出院安排,床位使用率控制;
- 费用清单发放及解释,催缴费用;
- 统计每月科室工作量、出入院病人及满意度调查;
- 监督调查医疗效果、安全,病人满意度,并向有关部门或人员通报;
- 按科室的原则计算医生工作量并编制科室奖金分配表并报科主任审批;
- 每月汇总科室收入及支出,进行经营管理分析,向主任汇报;
- 科室所有对外沟通协调,接待科室来访,介绍并带领参观;
- 科务会记录、科业务学习记录、好人好事登记;
- 每月患者随访登记;
- 定期查阅病历,落实责任人并记录;
- 负责各类文件归档及重要资料保存;
- 完成科主任日常安排的一切事物性工作。

对于科助理的作用,有位主任这样评价:"最开始设立科助理的时候,我没有感觉。但现在,如果科助理不在,我反而不知道干什么工作。"

五、多学科协作

"和有些医院只重视医生技术不同,我们更重视不同学科合作,如医护、康复、麻醉、医技之间相互协作。"郑院长说。除了前文提到的医护一体交班、查房、医生培训护士专业化等医护间协作,其他学科亦如此。

产科开展中医推拿按摩、沐浴、穴位注射敷贴,促进产妇产后康复。盆底康复由产科向妇科范畴扩大,根据患者病情进行个体化方案分析、制定及治疗。儿童康复科病房顺利开科,开展新生儿科脑损伤高危儿的综合早期干预治疗及听力障碍儿童的早期听力干预,转变康复理念和治疗模式,采取医教结合,实现一对一个体化训练向小组形式转变,增加了理疗器械的使用率,病房使用率平均达95%以上。

在麻醉科协助下,开展无痛分娩和术后镇痛,护士对病人进行疼痛评分。医生下达医嘱,麻醉科做方案。保证病人疼痛评分在 3 分内。

母胎医学部也是医院多学科协作一个重要亮点,这个由产科、B 超、实验室、遗传咨询门诊组成的学科,成为卫计委在广西的第一个试点。

六、妇幼保健工作

除了临床,医院还担负着全广西的妇幼保健工作。

　　2014 年,婚前保健人群艾滋病病毒抗体检测率 99.999%,孕产妇艾滋病病毒抗体检测率 99.95%,艾滋病感染产妇抗病毒药物应用率 96.20%,艾滋病感染孕产妇所生婴儿抗病毒药物应用率 99.09%。宫颈癌检查结案 242 969 人,病理确诊阳性 507 人,宫颈癌阳性率 2.09‰。乳腺癌检查结案 41 295 人,病理确诊阳性 82 人,乳腺癌阳性率为 1.99‰。新增叶酸服用 80.19 万人,目标人群增补叶酸知识知晓率达 97.68%,叶酸服用率 96.44%,叶酸服用依从率 90.87%。

　　2014 年,遗传代谢中心实验室进行地中海贫血(地贫)基因诊断人数 10 673 人,地贫基因诊断阳性数 6823 人。孕双阳夫妇进行了基因诊断共有 1531 对(其中有 1517 对符合补助条件,实际获得补助对数 1517 对),发现双方基因同型夫妇 626 对(其中需要进行产前诊断夫妇对数 540 对),共进行了地贫产前诊断总数 2630 例(其中 1907 人符合补助条件,实际获得补助人数 1907 人),发现中间型或重型地贫胎儿 613 例,终止妊娠 407 例,医学干预率为 66.39%。

　　除此以外,医院还举办各类临床、保健培训班,学术会议 45 期,全区参加培训总人数达 7253 人次。这其中还包含了医院主动对贫困偏远区域中学老师的培训。之所以这样做,是因为当地很多青少年初中就辍学,来不及接受艾滋病等传染病和优生优育教育,就步入社会,会造成下一代出生缺陷。因此,医院主动联系教育厅,派出医生给中学老师授课,再由老师教给学生,因此,课程的影响更为持续、深远。相信,未来 3~5 年广西的出生缺陷、HIV 感染性疾病发生率会明显降低。

　　目前,广西出生缺陷率、孕产妇及新生儿死亡率在全国平均水平之下。2014 年就实现了 2015 年目标(图 1)。这意味着,救活了 1000 多人。

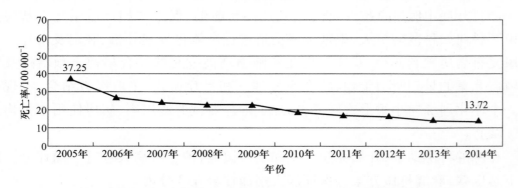

图 1　2005—2014 年广西孕产妇死亡率(1/10 万)变化趋势

七、绩效考核

　　以上成绩的背后,需要一个有效的绩效考核系统做支撑。与众不同的是,广西妇幼的考核从院长、副院长开始。

院长虽然没有副院长的任免权,却可以利用奖惩权,考核副院级;副院级对分管部门主任考核;科室主任考核员工。对于隔级人员,院长不再行使奖惩权,转由分管的副院级负责。各负其责,各司其职,做到层级管理通畅。

根据院长、副院长的临时工作、日常工作和重点工作完成情况,进行加减分,每人每月 100 分。奖惩标准分为 A、B、C、D 四级,具体如下。

A 级:工作提前完成,效果好,加 0.3~0.8 分;

B 级:工作按时完成,达到标准,不加不减分;

C 级:工作限时内部分完成减 0.5~1 分,情节严重,对医院影响大减 1 分以上。如有特殊情况提交院办公会讨论决定;

D 级:限时内,工作完全未执行,减 1~2 分,情节严重,对医院影响大减 2 分以上。如有特殊情况提交院办公会讨论决定。

以 2014 年 8 月为例,某副院长考核结果如下表(表 2)。

表 2　副院级绩效考核

工作内容	标准及预设效果	督查情况	评价建议	考核结果
医疗设备维修人员满意度	临床满意率≥90%	8 月 27 日督查:发放 23 份问卷,回收 23 份,回收率 100%。满意率 91.7%≥90%,达标。较 4 月份 86.6%提高了 5.1%。具体详见 8 月份维修人员满意率分析报告	A	加 0.5 分
产科高危孕妇管理	规范管理,保障母婴安全	8 月 27 日督查:xx 院区产科门诊重新修订"高危孕产妇管理规定",明确高危孕妇分诊管理要求。询问 3 名分诊护士,均知晓规定的具体要求。抽查 3 份高危孕妇的产检手册,医生都能够在产检手册上盖高危章并标注高危因素及高危评分。不足:重新修订"高危孕产妇管理规定"未能落实。如:① 规定要求高危评分≥20 分即建议转诊高危门诊,但高危门诊每天下午无专家、不开诊,部分病人通过电话预约或在出现高危因素前一直固定在就诊医师、不愿意更换就诊医师等原因,出现高危孕妇未在高危门诊就诊情况。② 查看孕妇产前检查卡,护士未按规定分诊,如:产检卡编号为 2078、2467 的孕妇,高危评分均评 20 分,但 8 月份最后一次产检均分诊给住院医师接诊	C	减 0.5 分

而且，医院每月还会把考核结果内网公示，好处有三：其一，全院员工都会知道院级领导也会受到奖惩，有利于副院级开展工作；其二，院领导受到惩罚也会起到带头作用，打破以前"刑不上大夫"的传统意识，让员工知道，院长犯错，一视同仁；其三，奖惩结果并非直接关系到钱那么简单，还涉及面子问题，作为领导，谁又愿意经常因为工作没做好被罚款而全院知晓呢？

如此一来，各个副院级提高了对自己所负责的职能科室和临床科室管理主动性，并且根据问题对科室负责人考核，继而推动科室负责人对员工进行考核。如此一种层级考核方式，导致每位员工都有压力和动力，按照标准，做好自己的职责，按要求规范自身行为。临床医务人员更加关注病人的病情变化和恢复速度，后勤行政人员更加重视服务保障的质量和速度。提高全院员工（包括副院级）的执行力和工作效率，快速有效地改善了原有管理状态。

2014年全年，完成对全院各项工作督查共1918项，其中日常工作479项，B级完成率61%；重点工作866项，B级率达91.1%；批示性文件368项，B级率最高达98.1%；检查临时性工作67项，B级完成率80%；临床、医技和职能科室协调会布置工作138项，B级率最高达97.1%。

绩效考核要"两头抓"，除了院级管理者，普通员工也要绩效考核。

首先，医务人员的考核核心是"病人安全、疗效和感受。"

医生取消开单和手术提成，绩效工资和药品收入没有任何关系。相反，如果科室药占比下降，医院会根据药品收入下降绝对数的比例给科室奖励。而且，如果医务科发现不合理用药，会对主任扣分。因此，作为主任，要按照诊疗规范严格要求每一位医生。

实行新绩效方案后，儿一科药占比从50%下降到35%，产四科2014年全年药占比10.7%，其中11月份仅为8.7%。

医护共同查房也与考核挂钩。科主任或上级医师用提问方式进行查房，医师或护士在回答提问不全时，会被主任扣分。这样的导向下，医生就要按照诊疗规范去拿证据，按照循证医学改变思维，减少了误诊、漏诊。同样，医患沟通也被纳入绩效考核。主任或科助理对医师进行医患沟通培训，要求用通俗易懂的语言和病人说清楚得了什么病、为什么得这个病、得了这个病怎么治、治疗的风险和好处。病人了解了病情，也增加了诊疗依从性，而且由于对风险也有了心理准备，即使出现，也不会埋怨医生没有讲清楚。如果没有按照标准与病人沟通，病人不理解病情，医生也要被扣分。

与医生不同，护士每天要做大量繁琐工作，该如何考核？

通过小时数进行数量考核，根据风险、责任和辛苦程度，不同班次、不同时间的小时系数不同，如夜班大于白班；节假日大于平时。鼓励护士上夜班、节假日加班的积极性。

以前,节假日时,护士长发愁让谁来上班。现在,护士长也发愁,是发愁不让谁来上班。因为节假日时,护士会主动和护士长打招呼:"护士长,你能不能过节多排我上班啊? 反正我在家也不忙。"

有了多劳多得的积极性还不够,还要让护士优劳优得。

因为护士的服务对象首先是病人,只有病人才知道护士是否做到、做好。因此,按照"病人满意度(见图2)"进行质量考核,要求护士做什么,就把它放在问卷中,用"是"或"否"回答。客观、量化,而不是传统方式询问病人主观感受"满意、不满意"。鼓励护士花尽可能多的时间到病人身边,观察病情。这也是前文提到医院有那么多护士早期发现并发症的奥秘所在。

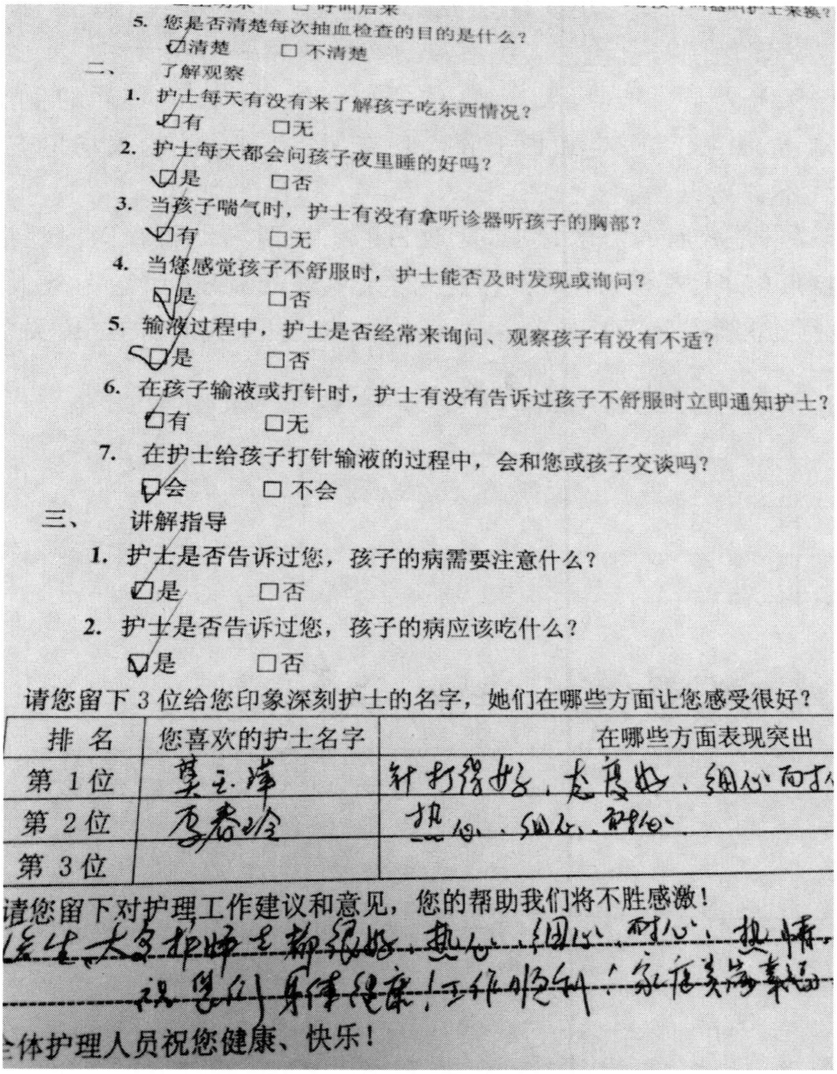

图 2　病人对护理工作满意度调查表

现在病房都安静很多，原来一个病区一上午最少 100 次呼叫器响声，现在只有 7~8 次，原因是护士们巡视病房增加、不必要输液减少，把护士还给了病人。

同一科室同一资历的护士，由于病人认可度不同，绩效差别可达 3000。那些早期发现病情变化的护士还受到了重奖。

这样的绩效考核，虽然没有把医务人员向收入引导，但是，由于提高了医疗安全，改善了医患关系，病人口碑相传，医院收入增加，并且含金量高。医务人员收入也随之提高。

八、结语

好得快、少花冤枉钱、感受好，是病人的根本需求。

由于满足了这些需求，更多的产妇选择这里，口口相传，因此广西妇幼比广西医科大学附属医院与自治区人民医院孕产妇总和多 1/3。

而对于医务人员，得到病人认可，体现社会价值，体面、尊严的生活，是他们的根本需求。2014 年，医生和护士收入均有所提高，全院的人均可支配收入为 14.64 万元（不含离退休）。

医患双赢，是政府的需求，也是医改目的。广西妇幼将在医改浪潮中，通过适应行业特点（病人安全、疗效和感受）的人事薪酬制度，引导医务人员多劳多得、优劳优得，继续提升医疗质量和服务水平，构建更为和谐的医患关系。

智能型输血检验

——台北林口长庚纪念医院血库信息管理系统建设探讨

马海梅[1]　　**林启瑞**[2]

1 北京清华长庚医院清华医学中心输血科；
2 台北林口长庚纪念医院检验科血库

摘要：输血是临床不可替代的治疗手段，而输血检验是临床输血治疗安全、准确、及时、有效的保障。为此，输血检验建立了完整、周密的检验链，质量管理体系涵盖输血检验流程以完成质量保证，同时也形成了输血检验步骤多、验证环节复杂、检验过程涉及人员多的特点。基于输血检验的特点，智慧化输血检验系统，建构 E 化跨领域的安全输血作业，尽量减少人为干预实验结果的操作，是输血检验信息系统的发展方向。

目前我国输血科（血库）基本上都已不同程度地使用信息管理系统，随着国家医疗质量管理体系的不断完善，从政策法规及行政管理层面加强了输血科立项必备的信息管理系统设置要求。但各个医院输血信息系统水平参差不齐，管理程度各异。

台北林口长庚纪念医院在血库信息管理系统建设中有着丰富、实际、有效的可借鉴经验，本文就其覆盖于血库检验全过程的信息管理系统建设加以介绍探讨。

一、引言

2014 年 10 月，作者有幸在台北林口长庚纪念医院检验科血库参观学习，对其输血检验信息管理系统深有感触，从切身实际操作中体会了智能型血库检验信息系统管理的理念和实施。台北林口长庚纪念医院检验科血库注重在实际工作中改进细节，不断完善、追求完美的宗旨与理念，是信息系统应用到输血检验管理的典范，值得我们全面借鉴和学习，特此与大家交流共享。

二、医院概况

台北林口长庚纪念医院共有建筑面积 45 000 坪（1 坪 ≈ 3.3 平方米），分别

设医学大楼、复健大楼、病理大楼、研究大楼及教育大楼,楼地板面积 112 643
坪。拥有床位数共 3700 张,日均门诊量 12 000 人,为台湾岛内规模最大之医疗
机构。2014 年 1 月,以全球最大单一量体 3700 床医学中心级之医院规模,通过
国际医疗质量(Joint Commission International, JCI)认证[1]。

台北林口长庚纪念医院检验医学科人员约 230 人,检验量超过 1000 万项
次,为台湾之冠,长久以来一直积极致力于结合强大的检验信息管理系统,并于
2003 年获得美国临床病理学会认证(CAP),也是目前台湾医学检验唯一获得生
技医疗质量奖竞赛"专科特色组质量金奖"及"信息管理组质量银奖"双殊荣的
实验室。血库隶属于检验科,有工作人员 18 人,提供 21 项输血相关检验项目及
血品,月提供临床用血量万余单位。2014 年 10 月,"建构 E 化跨领域的安全输
血作业"荣获医策会第 15 届医疗质量奖"智能医疗类"竞赛"整合型项目"领域
最高荣誉奖座加标章[1]。

三、血库工作内容及检验流程

(一)血库工作内容包括 5 个方面

输血前常规检验(血型确认、抗体筛查及鉴定、交叉配血),输血反应分析调
查,干细胞移植相关检验作业,自体输血,治疗性放血。

(二)血库工作流程

(1)备发血流程:备血检验→发血作业→输血回报;
(2)备血检验:备血收件→检验作业→主动通知与报告验证;
(3)发血作业:叫血医嘱接收→血品制备及合血作业→发血及领血;
(4)输血回报:输血纪录查询→输血反应分析→输血回报统计。

(三)血液质量监控管理

血小板酸碱值侦测→血液分装/寄存及退血入库→不合格血袋退回捐中。

(四)覆盖血库检验全过程的信息管理系统

输血作业流程是一个完整的密闭环,步骤多且复杂,在设立信息系统管理前
一定要预先评估确保输血检验流程安全之关键风险点,建立 E 化整合策略,强化
输血作业安全。

整体策略是:1)条形码化电子辨识系统(15 秒限时),提供完整性输血信
息,从病人备血采血、血库备血检验、交叉试验、领血及输血作业均执行电子辨识

或双人核对(图1);2) 建立智能型血库检验信息,包括设立档案血型显示,血型智能型判读逻辑,实现血型结果自动转换,无需手工输入;3) 增加不规则抗体信息库,整合跨院区、跨平台血型检测记录;4) 完善输血医疗辅助信息;5) 对输血反应智慧管控,自动流程管理。

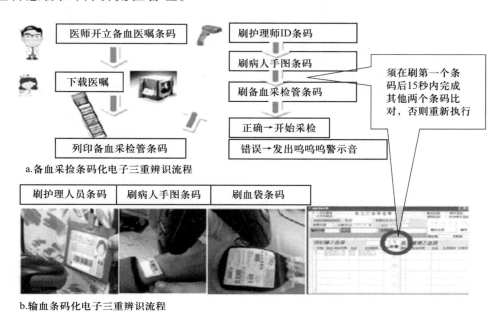

图1　输血检验信息系统

(五) E 化输血检验流程

1. 备血收件

有文献调查表明,3.9%的输血检验标本错误来自于手工标记接收样本[2],样本接收是输血检验的起点,是输血作业流程进程管理的开端,实现条形码化收件,可以导入特殊备血要求并维护有关样本接收的信息,同时打印出的工作单作为输血检验流程的纸质记录,与病人样本条码号一一对应,作为输血科保存的档案材料,具有可溯源性(图2)。

2. 备血检验

备血检验主要包含血型鉴定及抗体筛查两项内容。

(1) 血型鉴定:E 化输血检验流程后,由手工备血检验转换到自动化操作及信息管理。设立病人自述或档案血型比对、逻辑血型自动转换、双人双盲自动比对三道血型鉴定安全管制,使血型鉴定这一输血检验之关键环节错误率降到最低。

血型鉴定双重验证确认:若病人自述血型或是档案血型与作出血型鉴定结

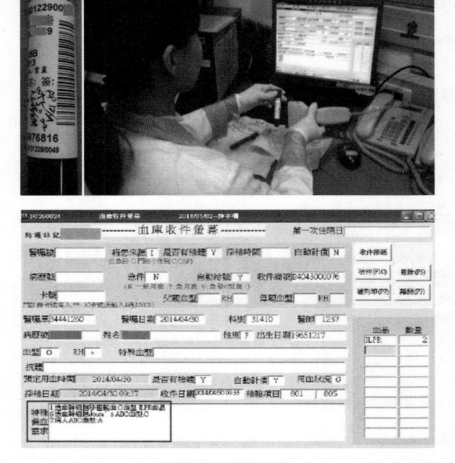

图 2   血库备血收件

果相同者,可不需再复核血型,由第二人验证;如果与自述血型或档案血型不符,需由另一人复核血型,并通知病房重送样本重测血型,血型无误后再行验证。

逻辑血型自动转换:血型判读采用计算机自动判读作业,当输入反应价数,计算机会自动判断血型。因此当计算机显示"?"时即表示血型方面可能有问题,需要做进一步的检验来确认血型。Anti-H 及 Anti-A,B 两项为非常规检验项目;当怀疑病人为亚型时,应加做这两项检验,再由其结果去判断是 Parabombay 或是 A 或 B 的亚型,以避免发出错误的报告。

(2)抗体筛查:通过导入抗筛细胞谱建立 34 项血型鉴定判断逻辑,设立不规则抗体数据库,自动导入历史抗体筛查结果,节约时间提前备血(图 3)。

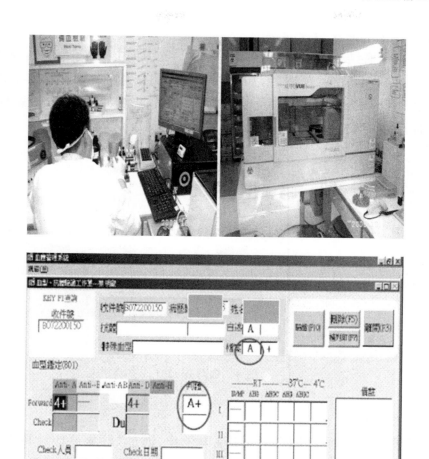

图 3　抗体筛查

3. 医嘱叫血

　　按相关操作规程由从医嘱端叫血。例如一般备血之叫血，依各血品之发血时效在用血前（如全血 30 分钟、血浆 40 分钟、LPR 两小时）以计算机终端机叫血，通知血库医检师准备发血。前一日备血之手术病患，已做好交叉实验者 10 分钟可发血。

4. 交叉配血实验及血液出库

管控交叉配血结果，防止不合血液发出。发血时核对病人检体与备血单是否符合（核对内容包括病人姓名，病历号及检体上的血型与备血单上的是否相同），系统管制与病人ABO血型不合的血液，血库发血异常如果血型不符合，跳出对话框提醒不能发出血液（图4）。

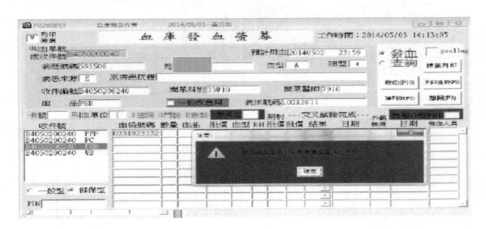

图4　血库发血

5. 输血纪录回报

输血记录单和输血反应回报均实现电子化，通过"输血反应计算机实时通报系统"，进行输血反应记录、分析、回报（图5）。针对提报有输血反应的个案，血库会主动追踪输血反应调查及提供输血反应处理建议。输血当中有任何输血反应时，医嘱端勾选"输血反应"，电脑会自动列印"输血反应检验采检单"，医嘱端按提示逐步执行，将血袋与检体送交血库做进一步分析探讨。

四、信息化血液质量监控管理

E化作业覆盖全部血库工作。除血库检验流程内工作外，还包括以下内容：

（1）血库验证作业，对所有不确定结果，系统给出"？"，需进一步验证；

（2）血库12大类近40项品管项目，均可实现电子化管理，输血管理报表可提供总结分析，利于输血相关管理；

（3）具有详尽的统计报表管理系统，提供5类月报表、28类期间报表，可及时准确总结分析不同时间血库各项工作；

（4）血液入库，库存管理完全电子化，血品储备库E化管理可将血品定位以及时准确找到所需血液。

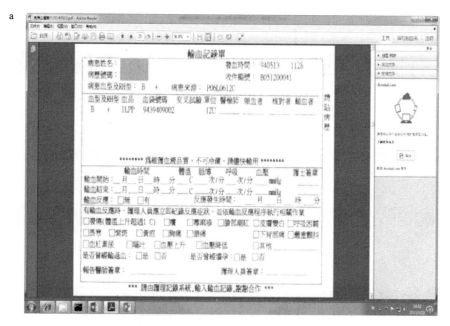

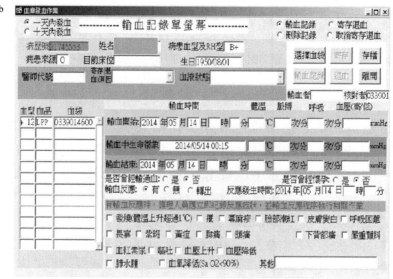

图 5   输血纪录单

参考文献

［1］   Available at：https：//www.cgmh.org.tw/branch/branch_lnk.htm#.May 2015

［2］   Kinonen CL，Watkin WG，Gleason BC，et al. An audit of dermatopathology requisitions： hand written vs. electronic medical record data entry accuracy. J Cutan Pathol，2012，39 （9）：850-852.

有关推进综合性医院中医学科建设
进程的几点建议

蒋莉娅[1]   陈莉[2]   唐正利[1]   江淑秋[1]

1   无锡市第二人民医院 江苏无锡;
2   南通大学医学院病理学教研室 江苏南通

摘要:综合性医院的中医科,具有数量多、区域分布广且均匀等优势,但普遍既小且弱,求存发展举步维艰。本文结合我院学科建设经验,从建立重点病种、发展优势病种、攻克疑难病种、加速科研创新、提高教学能力、优化人才队伍结构及丰富学科文化内涵等多方面,浅谈将综合性医院中医科建设成重点学科,并发挥中医特色优势,自身角度推动医改进程的几点建议。

一、引言

"中医中药是创建有中国特色医疗模式的突破口。"北京大学医改方案设计者李玲教授早在 2007 年就提出上述建议。作为中医临床一线的重要阵地,综合性医院的中医科,较之同级别中医院和中西医结合医院,虽然具有数量多、区域分布广且均匀等优势,但普遍既小且弱,对外面临同行的竞争,对内存在西医的歧视倾轧,求存发展举步维艰,建成重点学科更是难上加难。本文结合我院学科建设经验,浅谈有关将综合性医院中医科建设成重点学科,并发挥中医特色优势,推动医改进程的几点建议。

二、建立重点病种,发展中医支柱产业

中医药(民族医药)是一门多学科的交叉学科,注重以人为本,闪耀着我们中华民族与疾病做斗争的不屈精神,对世界文明进步也起了巨大的推动作用;1840 年鸦片战争用枪炮敲开中国的大门,中医药也受到了前所未有的冲击,几乎被一票否决,但顽强的生命力使其在逆境中奇迹般地活下来;新中国成立特别是改革开放以来,中医药事业取得长足进步,中医药与西医药相互补充、共同发展,构成目前我国特有的医疗模式。但是,循证医学的巨大挑战和经济效益相对

低下,都使传统中医药在市场经济的浪潮中,滞留在经验医学的层面,国际认证度不高,发展受到极大的制约。

综合性医院中医学科要发展壮大,首先必须优化学科定位,明确建设目标,规范、科学地建立既能发挥自身特色优势,又与医院整体布局相吻合的重点病种。我科与我院神经外科、神经内科、消化内科、肝胆外科、心内科、眼科及皮肤科等省重点专科并轨,确立外伤性癫痫、高血压脑出血、胃溃疡、溃疡性结肠炎、急慢性胰腺炎、高血压病及冠心病等一系列中西医结合重点病种。同时,充分利用无锡市人民医院整体搬迁、无锡市中医院异地改建的天时,市中心仅留一家市级医院的地利条件,发挥中医药疗法在百姓心目中可信赖的人和优势,将上述系列重点病种的特色疗法做大做强。

具体做法是:在临床疗效确切的基础上,将上述疾病根据中医证候类型分类,使用中医重点病种口服制剂和中成药协定处方,如开窍醒神散治疗外伤性癫痫,消瘤散治疗脑肿瘤,醒脑降压颗粒治疗高血压和高血压脑出血,清胃颗粒和温胃颗粒治疗胃溃疡、急慢性胃炎,肠宁颗粒治疗溃疡性结肠炎,清胰汤治疗急慢性胰腺炎,柏竭珍珠膏外用治疗烧烫伤等,方便专科推广使用,扩大应用范围[1]。发展是硬道理,通过建立上述重点病种,中医科充分发挥中药针灸价格相对低廉的优势,从经济效益和社会效益等多方面,为医院整体发展作出贡献,为成为重点学科作出努力。未来,将以上述专科专病为基准,在中医科发展的基础上,将其分为中医心内科、中医消化科、中医神经科及中西医结合皮肤科等专科专病门诊或病房,使其成为学科发展的重要支柱。

未来三年,我科将优化科室年龄结构,提高学位学历整体水平,与神经外科、神经内科、消化科、皮肤科等省重点专科学术团队精诚合作,资源互补,让上述科室的博士、博士后为我科所用,进一步开发使用中药协定处方、中成药口服制剂,治疗内、外科常见病、多发病;并与皮肤科联合开展中药皮肤美容剂、护发型化妆品、药妆的研发和使用,通过不断开发新的重点病种,在提高科室自身内涵,优化人才队伍结构的同时,也为皮肤科培养人才,协助其早日创建成为国家级重点专科。

三、形成优势病种与疑难病种互补的医疗结构

在中医科重点病种确定并建立的同时,扩大中医优势病种的治疗阵地,也是学科发展的一项重要手段。中医优势病种指西医治疗疗效甚微,或疗效尚可,但副作用极大,一旦加入中医或针灸治疗效果明显的病种,如重症急性胰腺炎、糖尿病及其并发症、风湿及类风湿性关节炎等。

医学的最终目的是攻克疾病难关,造福人类。中医要成为重点学科,也离不

开中医药攻克常见病、多发病、疑难病的点滴成绩汇聚而成，较之前文提到的重点病种、优势病种，疑难病种的重要性同样不容忽视。因此，积极挖掘开发优势病种与疑难病种互补的医疗结构同样不容忽视，这是提高中医科在综合性医院核心竞争力的一项重要手段和攻坚武器，也是对重点病种的重要补充。

以中医优势病种急性重症胰腺炎为例，经验表明，单一或联合应用中药通里攻下、活血化瘀或清热解毒剂口服或保留灌肠，均能在急性期保护胰腺及胰外器官，降低死亡率，改善预后。数年来，本课题组在此基础上，开展针刺治疗对急性重症胰腺炎急性肺损伤的保护作用的基础研究，在无锡市中西医结合医院肝胆胰中心研究的基础上，进行"肺与大肠相表里"理论指导下的针刺治疗急性重症胰腺炎早期急性肺损伤大鼠的肺、大肠、脾经相关穴位及其背腧穴的研究。上述研究以翔实的数据和有说服力的图表，证明针刺治疗的有效性，同时也为开发其他优势病种提供了思路[2-4]。

若论疑难病症，各专科首推脑科。脑科疾病因其高死亡率、高致残率、高潜在减寿年龄、高伤残调整寿命年以及较高发病率，符合现代临床流行病学高疾病负担的要求，一向受到学术界重视。但由于脑部解剖结构复杂，接近生命禁区，存在手术难度大、药物治疗疗效判定标准不完善及缺乏统一治疗金标准等问题，脑病学目前在国内外学术界仍是一门边缘学科，各方面亟待完善。

中医脑病学科更是处于萌芽阶段，为打破这一局面，北京中医药大学王永炎院士多年来一直致力于构建完善中医脑病学科，天津中医药大学也积极襄助，通过创办内刊《中医脑病学》杂志等多种方式，搭建中医脑病学术平台，促进国内外的交流互动。我院中医科通过这一平台，共同致力于探索中医脑科的疑难病症，取得一定的临床与科研成果。对胰性脑病的中西医结合治疗进行的初步尝试，即在上述基础上产生，该疾病为介于肝胆科优势病种与脑外科疑难病种之间的交叉病种，尚无特异有效的统一治疗金标准，本课题组基于河图洛书先天八卦图中九乾督脉和一坤任脉相表里理论，对其治疗思路进行初步的探索，并取得一定成果[5,6]。

四、利用转化医学平台，加速科研创新和教学发展

学科建设的成绩是标志性的科研成果、高等级课题立项与结项、高层次的获奖等一系列高端成果，这些都是创新的结果。创新是一切美好事物的来源，科研创新，是学科建设的重要支撑。2012年5月3日上午，作为公立医院改革的先行者，本着惠民利民的宗旨，无锡二院在全市率先启用"转化医学中心"平台。转化医学研究是未来医学研究的主要模式，将促进更多的学科在不同的层面上交叉融合，从而使重点学科（群）的建设由平面走向立体化[7]。

在当今"量化时代"，课题量化保证了科研产出，实现了科研绩效，但也不可避免带来了一些弊端，"国家课题多娇，引无数教授竞折腰"，出现一些被业内戏称为"速成并速朽"的短平快成果，建设中医重点学科同样也很难避免。如果成功引入转化医学理念，实现临床经验——基础实验——理论研究——临床应用的转化过程，不仅有助于其中医基础理论体系的不断完善，而且通过转化医学中心这一交流平台，能改善科研环境，提高科研绩效，加速临床应用，加速科技文化经济产出，促进科技文化经济融合发展。

转化医学中心平台以先进的、科学的方法，提高科研产业的规模化、集约化、专业化水平，符合科研规律和人才发展规律，其在基础研究与临床应用之间构建绿色通道，并使之学以致用，成为患者的福音，也指导专科的建设。医院是转化医学的核心载体，临床一线工作者能准确掌握患者的诊疗需求，对疾病的发生发展有着更为准确的认识；而临床经验和科研水平是教学能力的依托，因此，学科教学能力的提高，离不开转化医学理念的指导，我们可以将教学实践整合进临床经验——基础实验——理论研究——临床应用的全过程，从而促进教学能力全面升级。中医科由于专业特殊性，同时面对中医基础理论不完善这一无法回避的难题，一方面，需要从微观角度，分子生物学、生命科学层面寻求新突破，洋为中用；另一方面，也须不断从传统中医经典中汲取养分，古为今用，来逐步完善理论体系框架，中医教学实践也必须从分子生物学和中医经典文化等双方面入手，从自然科学和社会科学两个角度出发，同时依托转化医学中心的教学平台，建立产学研一体链。

我院多年来致力于打造研究型医院，学习氛围浓郁，除初级人员每月一次晚读课，中级及以上人员每月一次早读课，还有副高以上人员的季读课，所有职称人员每月至少参与一次的开放性讲座等。因此，中医科创建重点学科，借助上述教学平台，传播中医的声音，一方面，把最新研究成果，尤其是分子生物学领域的，向院内外进行成果展示，打破中医是伪科学的谣言；同时，也不能一味用西医的条条框框限死中医，把一些民间搜集来、惠而不费的单方、验方以及治疗小诀窍传授给大家，例如普及治疗高血压、糖尿病、冠心病、下肢静脉曲张、痛风，甚至口腔溃疡等小方法，为中医发展广积人脉，获得更多的支持；再有，如何使中医经典与现代医学接轨，不断发掘传统经典中的精粹，与现代医学手段结合，在开拓治疗思路、治疗途径的同时，丰富中医基础理论的内涵，完善理论体系的框架，如前文提到的九乾督脉与一任坤脉相表里，肺与大肠相表里等理论的临床与基础应用，并通过教学平台，不断与同行交流互动，真理越辩越明，教学水平也相应提高，这才是提高教学能力的终极手段。

五、"人才树"接力工程加强人才队伍建设

如果说重点专科是医院发展的龙头，也是实现医院跨越式发展的重要途径[1]，那么，学科人才队伍建设就是医院可持续发展的主导力量。我院一向重视人才的培养，2009 年，我院以树形结构为理论基础，结合自身发展实践，按照医学人才成长规律，创新性地建立了"人才树"工程，即：建立人才"基底—树干—树冠"三级培养体系。"人才树"工程包括三层含义：第一层含义是针对个体成长而言，每一位医学人才整个职业生涯都有分层次、分阶段、个体化培养的职业规划，"树基"的目标培养群体是普通医务人员和新职工，以确立终身学习理念、实施全员职业养成教育为主；"枝干"的目标培养群体是技术骨干，以创新人才培养机制、实施推助成长计划为主；"树冠"的目标培养群体则是学科带头人等精英，以加强能力业绩考核、拓展学术辐射力为主。第二层含义是针对群体而言，这种分类培养模式在实践中逐步探索出了一条符合医院情况、独具特色的人才建设之路，使医院的人才大树越来越枝繁叶茂。第三层含义是"人才树"工程为医院人才管理找到了有效工具，让人才培养目标更为精准。基于上述管理举措，我院易利华院长主研的课题《医院人才树工程——提升学科带头人与普通员工素质项目》一举摘得了"2013 年度亚洲医院管理奖"（AHMA）人力资源发展类卓越奖，这是我国第一家首次申报就问鼎该奖项的地市级医院。

"人才树"工程的不断推进，为医院可持续发展装上了腾飞的翅膀，三年来，医院组织中级以上专业人员早读课 175 场次，参训 53 695 人次，员工参与率达 98%以上；初级专业人员晚读课 87 场次，参训 15 242 人次，员工参与率 98%以上。医院先后有 90 人次赴境外学术交流，已自己培养 10 余位博士；4 名人才被确认为省级领军、医学重点人才，5 名学术骨干入选无锡市医院管理中心"导师制"培养对象，3 人入选市首席医师，4 人评为院级首席专家，13 人评为二院名医，年薪制人员 44 名。学科突破性发展，创建省级临床重点专科 9 个，省级医学创新团队 1 个，市级医学重点专科 9 个，居于省市前列。医院在实践中逐步探索出了一条符合医院情况、独具特色的人才建设之路，为医院可持续发展提供有力保障和创新动力。

中医一向强调"以人为本"，为加强中医科学科管理，在"人才树"思想理念的指导下，医院首先明确科室的带头人。我院学科带头人由于历史原因，学历与职称偏低，但德高望重，临床经验丰富，按照以往疗效判定中医的标准衡量，是一个合格的学科领跑者；但在日新月异的医学新时代，专业知识较难与国际接轨，临床经验不能得到广泛应用，新技术很难推广。带头人的缺陷既然已成为顽症，那么，就让科室中坚力量来弥补不足。由于医院严重缺编，科室人才引进受到极

大限制，那就以培养为主，在医院"人才树"工程、"启明星"行动的指引下，新职工、硕博人员在三年强化训练后，百炼成钢，均成为能独当一面甚至统观全局的人才，中医科人员经过内外妇儿各专科轮转学习，专业知识全面升级，科研水平齐头并进，教学能力也不断提高。

六、多元化进程中丰富学科文化内涵

一个有鲜活生命力的医院必然拥有一座牢不可破的文化"金字塔"，一个具有强大发展潜力的学科也离不开文化车轮的推动作用。较之其他专科，中医科的学科文化建设除了与高校联合、与国际接轨等大众要求，同时最大的特色是建筑在中华文化的广泛基础之上，"上医治国，中医治人，下医治病"，如果用上述人文思想管理科室，建设学科，细化管理内容，改进评估手段，相信无论遇到任何困难，都将无往而不利；同时，学科文化更是自觉服务于国家战略，建筑在中华民族伟大复兴梦基础上的。民族复兴除了经济的腾飞，政治的强大，也离不开文化的崛起，中医的人文精神，能扩大中国梦在国际的影响力、感染力和认同感。

《易经》为百经之首，是巫蛊文化向史官文化过渡的桥梁，中医文明与中华文化同源，都与《易经》息息相关，中医由此衍生的《黄帝内经》《神农本草经》《伤寒杂病论》《难经》《千金要方》及《本草纲目》等，无一不渗透进《周易》的信息。"穷则变，变则通，通则久"，《周易》也为我国的医疗体制改革画了蓝图，体现我国深厚独特的文化软实力。

医改是一个社会性综合问题，随着改革已进入深水区，深化医改要放到整个经济发展模式的宏观角度去研究；医改真正的难题在于国家的体制问题，这又要从调整经济、金融结构的角度出发。因此，清华医改方案、北大医改方案都由本校顶尖的经济学专家提出。中医针灸能够发挥中国丰富低廉的药材优势，充分利用医疗资源，降低医疗成本，降低患者的疾病负担，并具有对专业设施、医疗设备的要求相对较低，更能与患者进行有效沟通等优势，这都与医改的大方向一致；同时，"治未病"的思想理念，能充分发挥中医医疗保健的作用，降低多种疾病发病率，并有利于优质医疗资源下沉到基层，在基层医院推广，更是在不增加政府负担，不增加税收的前提下，缓解群众看病难、看病贵问题的一条捷径。

当前医疗体制改革正处在何去何从的十字路口，改革的深水区，不稳定性、不确定性的特点突出，大时代机遇与挑战并存。如同西方医学有许多无法突破的瓶颈、许多难以攻克的难题一样，西方国家的医改也进入高税收与高福利的死循环，中国与其照搬照抄西方医改的经验，不如从本国国情出发，发挥自身中西医结合的医疗优势，从降低医疗成本、降低疾病负担的角度寻求突破。科室文化建设，如果能符合上述医疗体制改革大方向的要求，将推进科室甚至医院管理的整体进程。

七、结语

国务院总理李克强曾表示,"医改是一个世界性难题……用中国式方法解决世界难题"。所谓中国式方法,就是从中国国情出发,发挥自身医疗优势,开拓一条独一无二的医改之路。而中医药作为起源于中国、成长于中国,经过上下五千年的实践考验,现今流行于东亚甚至欧美,有着深厚的历史渊源和广泛的现实基础。如果在深化医改的浪潮中,中医能为中国医改的突破,提供崭新的思维模式,这将是一大创新和贡献,是我国文化软实力的一项重要体现。

对学科建设而言,提高科研教学水平、提升学科人才队伍的综合素质、搭建学术平台、建立产学研链及加强专科管理等,既是目的,也是手段,但如果离开了高精尖的中西医结合诊疗技术,离开了学术界认可的基础研究成果以及经得起市场检验的临床应用研究成果,这一切都将无从谈起。综合性医院中医学科发展壮大,如果能依托重点病种、优势病种与疑难病种三大支柱产业的支撑,将转化医学、多中心合作及传统文化经典等多种思路兼收并取,融合各种先进要素,将大大推进学科的建设进程。

参考文献

[1]　蒋莉娅,戴建良.关于加强中西医结合医院重点专科建设的实践与思考.中医药管理杂志,2010,18(12):1079-1080.

[2]　蒋莉娅,黄继人,赵弘卿,等."肺与大肠相表里"在针刺治疗重症急性胰腺炎大鼠早期急性肺损伤中应用的实验研究.中国中医基础医学杂志,2011,17(11):1245-1247.

[3]　蒋莉娅,黄继人,赵弘卿,等.针刺治疗重症急性胰腺炎大鼠早期肺损伤组织中 iNOS 及 eNOS mRNA 表达影响的初步研究.中国中医基础医学杂志,2012,18(11):1245-1247.

[4]　蒋莉娅,黄继人,赵弘卿,等.针刺对重症急性胰腺炎早期急性肺损伤大鼠血清 MIP-2 蛋白及肺与大肠组织 MIP-2 mRNA 表达的影响.中国中西医结合杂志,2013,33(7):972-976.

[5]　蒋莉娅,赵弘卿,龚镭,等.基于河图洛书先天八卦图完善中医脑病学理论体系初探.中医杂志,2014,55(2):118-120.

[6]　蒋莉娅,赵弘卿,龚镭,等.基于河图洛书先天八卦图拓展胰性脑病治疗思路之再探.时珍国医国药,2014,25(12):2975-2977.

[7]　蒋莉娅,易利华,赵阳,等.启动转化医学中心平台 促进医院科技发展的构想.中华医学科研管理杂志,2013,26(6):430-432.

公共健康卫生领域中对社会资本(social capital)的利用研究现状及展望
——对来自日本经验的分析与思考

舒星

日本早稻田大学

摘要:社会资本(又称 social capital)是指人与人在相处过程中的一种社会关系和社会组织特性,主要分为"信任与信赖""规范与规则""信息交换网"三个部分。Social capital 被广泛地应用在教育、社会治安、心理学等领域。近年来这一概念在公共健康卫生领域的使用也引起了广泛的瞩目。但是到目前为止,中国在公共健康卫生领域关于 social capital 的研究还有诸多局限性,过于强调其有益面以及过于偏重主观健康数据分析。本文将着眼于分析 social capital 与公共健康卫生的因果关系,介绍日本关于公共健康卫生领域和 social capital 的研究现状以及相关成果,进一步明确 social capital 研究对我国医疗健康以及公共卫生事业发展的意义,并期待为我国医疗、居民个体健康以及公共卫生领域面对的问题找到解决办法和对应措施。

一、引言

近年来,在人文社科领域被瞩目的热门概念——社会资本(以下全部以 social capital 表示),在公共卫生、居民个体健康以及社福等领域也开始被广泛地引入运用。Social capital 在人文社科领域中,被定义为一种广义的社会关系和社会组织特征。首先,social capital 包括人与人之间的信赖度以及诚信级别,人际交往中的默认规范与规则,以及人与人之间的信息交换网络三大主要部分。其次,social capital 是一种肉眼无法看到、身体也难以感触的东西。它通过人与人,人与其他社会主体的连接产生巨大的社会能量以及经济效果。现阶段在我国关于 social capital 的研究,主要集中于经济(硅谷企业间的信息情报共享网的事例)、教育(日本 PTA 家长-教师联席会制度对孩子的意义)、治安(美国的 neighbor watching 制度的借鉴)等领域,特别是在经济活动中,利用 social capital 的信息网络的交换共享功能,获取实际经济利益的例子比比可见。

随着我国现阶段过早进入老龄化社会，每个中国国民在公共健康卫生领域所需的社福支持以及医疗资源也开始随之变大。过去那种主要依靠家庭内部力量来支撑个人医疗或健康需求的传统模式已经不足以应对即将提前到来的老龄化社会的需求。如何未雨绸缪地利用好 social capital 的特性，达到解决和满足国民的公共健康卫生需求，并进而充分合理地配置医疗资源成为一个十分紧迫且无法忽视的重要课题。

在本文中，笔者首先总结长期以来对于 social capital 的文献研究，考察 social capital 对于医疗、个人健康与社会公共卫生领域的积极作用，并结合老龄化大国日本的实际事例进行分析说明，对今后我国的公共健康卫生领域的课题进行连接分析，期待日本的事例以及相关经验能对我国提供启示与参考。

二、文献研究

大家可能会有疑问，为何要在医疗健康或是公共卫生学领域引用导入属于社会学概念的 social capital。

首先，简单介绍下关于 social capital 的基本概念。在社会科学领域中，关于 social capital 的定义有很多分类，下面介绍几种有代表性的定义。学者 Islam 将 social capital 分类为三种：中心结合型（bonding）、两点桥梁型（bridging）、多点连接型（linking）。中心结合型是指家人之间、邻里之间的高度同属性集团内部强力的社会关系连接。桥梁型是指不同组织、种族和文化背景之间的稍弱的社会关系连接。连接型是指不同的社会阶层、利益集团、权力派阀之间的社会关系连接。这三种 social capital 都是依靠人与人的社会关系进行对接。学者弗朗西斯·福（1996）将 social capital 定义为：对他人的信任感在某种范围的社会关系网络中发挥出力量和效果。而另一位学者 W.Baker 则认为，social capital 是一种基于个人的社会关系网络的资源，它包括各种信息，创意，潜在商机，社会影响力，精神支持，来自他人的善意、信赖、帮助等。

被誉为对 social capital 理论贡献最大的 Putnam 则认为：social capital 是一种社会关系特征，它是基于人与人之间相互信赖的社会关系网产生，它所发挥的协调作用能够实现整个社会的资源合理配置。

Putnam 在其所著的《孤独的保龄球——美国社区的衰落与复兴》一书中以美国社区居民社会为研究对象，从各个社区的健康状况以及生活习惯病的调查数据所呈现的巨大差异化这一问题点着手，从对政治活动的参与意识、社区生活品质、对政府的信赖程度、与家人和邻里之间的关系、和他人之间的信赖程度这五个方面进行分析，最后得出了因为新型传媒手段的发展使得与邻里沟通的必要减少、夫妻共同工作家庭的增加使得家庭内部沟通时间变少、搬家变得更加便

利使得与邻里难以构筑长期稳定的信赖关系等原因,最终导致了社区社会结构的逐渐崩溃。最后 Putnam 提出以下三个假说:

(1) 如果 social capital 内部的连接牢固,该地区的各项医疗健康等社会福利支援体系会变得更加积极有效;

(2) 如果一个区域的 social capital 内部的连接牢固,该区域的居民对于自身的健康管理会更加积极。反之,如果 social capital 内部的连接不牢固,则该区域的居民较容易患上各种生活疾患;

(3) 如果一个区域的 social capital 内部的连接牢固,该区域的居民接受高品质医疗服务会变得更加容易。

但很遗憾的是,Putnam 虽然提出了以上三个假说,但并没有进行实证来分析证明假说。

从 19 世纪开始,欧洲学者们对社会构造对个人健康的影响进行了研究,到了 20 世纪后半叶,研究者开始将其发展为研究社会构造与疾病发病率的关系和影响。到了 1990 年以后,正式确立了社会流行病学(socio-epidemiology)学说。把社会流行病学的观点与前面的 Putnam 的概念与方法相结合,日本学者 Kawachi 在他的文章中介绍了“罗泽德小镇的奇迹”这个著名的事例。在美国一个名叫罗泽德的小镇中生活的居民,比起周边其他小镇的居民,死于病患的比例出奇得低。Kawachi 对这一现象进行了深入的挖掘分析后认为,在罗泽德小镇上发生的这种现象是无法单纯用生活习惯,以及医疗条件等因素来解释的,他唯一可以解释的低死亡率的原因是受到该小镇居民之间的强有力的 social capital 的内在牢固性影响而决定的。Kawachi 认为,如果在一个人与人之间相互高度信任、高度均质的社会中生活,个人健康状况必然良好;反之则会使个人健康状况恶化。特别是各种现实社会中存在的差别(如所得、教育水平、族群等因素)会破坏 social capital,如长期生活在这种 social capital 中,则会对人的健康状态产生极大负面的影响。形成一个如下所示的恶性循环:

社会现实差别→产生不平等感→对社会产生不信任和敌视→个人健康状况恶化→疾病死亡率升高。

如果这个恶性循环无法打破的话,为公共卫生健康所做的所有努力都会化为泡影。

三、中国关于 social capital 研究的现状及问题点

在现阶段,国内对于 social capital 的研究还是大多停留在使用主观的健康感受问卷进行调查数据分析的阶段,而且这些研究大多偏重于强调 social capital 对居民个体健康以及医疗资源配置、公共卫生领域的正面的、有益的影响,忽视了

social capital 中强烈的同质性因素，而很多对人有害的影响正是来自 social capital 这种同质性。那么 social capital 与个体健康、公共卫生之间到底是一个怎样的关系？它又是如何影响人的身体健康的？关于这些问题，相关研究大多未曾涉及。

笔者查阅了很多国内到目前为止的关于 social capital 的研究，发现基本都呈现从个人健康状况的角度和从社会健康状况角度去观察分析的两种视角。前者从个人与个人的社会关系网络着眼分析，着重强调每个个体的特点；后者是从社会组织关系的内部连接程度及连接强度和特点着眼分析。

在研究 social capital 与健康的课题时，到底是个人健康状况的差异还是地域健康差别的状况，必须既综合又区分两种角度，再来进行讨论分析。但是在国内很多研究中，很多研究者在进行医疗健康与 social capital 的关联研究验证时，都只依赖单一特定的数据来进行指标测定，导致其由单一变数得出的验证结果很难全面反映 social capital 的效果。例如在测定得出健康指标值的高低与否这个指标时，有时候必须超越单一数据的制约，使用多样性的数据来源，这就会导致出现多种类型样本，进而出现多种类型的调查结果，最后无法用统合分析法来进行综合分析得出结论。

四、日本关于 social capital 的研究

日本被称为是 social capital 连接最牢固的国家之一。代表性事例如，在1994 年阪神大地震、2011 年东日本大地震之后，受灾地区的居民发挥 social capital 的力量，以民间高度互助的精神，用极短的时间完成了震后的心理和社区重建，向全世界展示了日本式的 social capital 的效率和力量。

众所周知，日本是全世界闻名的长寿之国，日本的女性平均寿命以 85.99 岁位居世界第一，男性平均寿命以 79.19 岁位居世界第三，被誉为世界老龄化最严重的发达国家之一。在这样的老龄化社会中，长者们往往因为年龄和健康问题需要面对各种生活上不便，另外因为社会老龄化严重，日本政府每年需要负担巨额的社会福利保障金，这笔支出对整个日本政府的财政状况造成极大的负担，如果在社会生活中每个长者的健康问题能够以低成本得到高效率改善，社会福利系统的负担以及财政状况的紧迫状态都能得到好转，而且健康的长者积极参与社会活动，还能进一步促进社会经济发展。所以日本政府长期以来一直通过积极导入和引用 social capital 的各种特性，以期得以达成上述的目标。

日本政府内阁府每年对日本全国各个自治体进行关于 social capital 与公共健康卫生的专项调查。内阁府的调查项目含 25 个大项目，对包括"收入所得""志愿者活动的参加程度""政治活动参与程度""与邻里的交往程度""兴趣、娱

乐""对朋友、邻里的信赖程度""对居住地是否有自豪感"等项目进行指数评分。调查结果显示,各个自治体的 social capital 指数高低与地区参与度指数成正比。前述的项目指数得分高的自治体,在"健康满意度""主管健康满意度""居住地区医疗服务满意度"等项目上的指数评分也一般超过全国平均水平。

以笔者所居住日本千叶县为例,千叶县(日本一级行政自治体,人口 625 万,面积约 5000 平方千米)每年都在内阁府的 social capital 与医疗、居民个体健康、公共卫生调查排行榜上名列前茅。之所以能得到这样调查排名,很大程度上得益于千叶县各自治体在加强居民社区社会的 social capital 与居民个体健康、公共卫生领域的连接上下了很大的功夫。千叶县为了强化县内各个社区的 social capital,自主制定了社区育儿支援系统、长者专有社会福利支援系统(如老年大学等)、居民治安防范巡逻体系、居民信息交流网体系、街友(流浪汉)再就业支援体系等制度。

而且各个制度之间做到无矛盾对立并能够互相支持和跟进。举个具体事例来说明 social capital 与居民个体健康及公共卫生的关系,2011—2013 年期间千叶县的医疗急救机构经常接受被宠物猫狗咬伤抓伤的幼童来进行紧急医疗处理,医师们后来发现,这一情况主要是由于监护人、幼童以及宠物猫狗的主人对于猫狗本身的相关知识不足导致。于是千叶县在行政辖区内全面启动社区 social capital 体制,医疗机构制作相关的专业资料,千叶县下属各自治体单位配合进行宣导,社区居民委员会组织住民巡逻队协助警察执法,同时在幼儿园、小学等教育机关开展知识讲座,以各种形式相互配合最大程度发挥 social capital 的力量,经过一年的时间,幼童被宠物猫狗咬伤抓伤的比例大幅下降。千叶县就是通过 social capital 的这种连带特性,使得即使不属于这个体系中的成员,也能受到 social capital 带来的益处,从而使得整个公共健康卫生系统得到改善。就这一点来讲,日本为我国今后处理此类相关问题提供了相当有借鉴价值的经验。

五、对于将来研究课题的展望

在今后的研究中,笔者将会针对具体何种 social capital 模式能够对应现今中国高龄化社会这一具体问题,提出方案和对策,并对提出的方案和对策进行实证分析。将来在我国的文化传统及社会习俗基础上发展出有中国特色的 social capital,对全世界提出中国视角的针对高龄化社会问题的解决方案,并期待对世界的医疗健康、公共卫生领域理论研究和实践发展作出贡献。

致谢

衷心感谢在本文执笔之际,为本文提供资料数据的早稻田大学理工学术院与早稻田大学中央图书资料室的各位同仁，以及为本文执笔进行大力指导的日本早稻田大学国际教养学部 Higuchi Kiyohide 教授以及日本杏林大学国际协力研究科刘迪教授。如本文中仍存有表现不当及谬误之处，将由笔者负完全责任。

参考文献

［1］ イチロー・カワチ：近隣の社会環境が住民の健康へ及ぼす影響—ソーシャル・キャピタル研究を探る.公衆衛生,2008,72(7):565-572.

［2］ 市田行信,平井寛,近藤克則.マルチレベル分析による高齢者の主観的健康感とソーシャルキャピタルに関する研究.日本公衆衛生学会総会抄録集,2006,65:1012.

［3］ 市田行信.「ソーシャル・キャピタル-地域の視点から-」近藤克則編『検証「健康格差社会」-介護予防に向けた社会疫学的大規模調査』医学書院,2007.

［4］ カーピアーノ R M.「健康に影響をおよぼす近隣の実体的・潜在的なリソースソーシャル・キャピタルと健康を結ぶメカニズム理解にブルデューは何をもたらすか」イチロー・カワチ,S.V. スブラマニアン,ダニエル・キム編『ソーシャル・キャピタルと健康』日本評論社,2008.

［5］ カワチ I,市田行信 G,タンポボロン,藤原武男.「ソーシャル・キャピタル研究における因果推論」イチローカワチ,高尾総司,S.V.スブラマニアン編『ソーシャル・キャピタルと健康政策地域で活用するために』日本評論社,2013.

［6］ 「平成 24 年度厚生労働省国民健康栄養調査概要」.

［7］ 「平成 24 年度厚生労働省健康意識調査」.

［8］ Putnam RD.柴内康文(訳)【孤独なボウリング—米国コミュニティの崩壊と再生】東京柏書房,2006.

［9］ Baker W.中島豊(訳)『ソーシャル・キャピタル』ダイヤモンド社,2001.

［10］ Isham J,Kähkönen S.What determines the effectiveness of community-based water project evidence from central Java, Indonesia on demand responsiveness. Service Rules, and Social Capital. Social Capital Initiative Working Paper No.14, Washington, D.C.; World Bank, 1999.

［11］ Islam MK, Gerdtham UG, Gullberg B, et al.Social capital externalities and mortality in Sweden.Econ Hum Biol,2008, 6 (1) 19-42.

［12］ Islam MK, Merlo J, Kawachi I, et al. Social capital and health:Does egalitarianism matter. A Literature Review.Int J Equity Health,2006,5:3.

［13］ Kawachi I, Kennedy B P,Glass R. Social capital and self-rated health: A Contextual Analysis. Am J Public Health, 1999,89(8):187-193.

［14］ Kawachi I, Kennedy B P, Lochner K, et al.Social capital, income inequality, and mortality. Am J Public Health, 1997,87(9):491-498.

［15］ Kawachi I.Commentary:Social capital and health:making the connections one step at a time.Int J Epidemiol,2006,3 (54):989-993.

[16] Kondo K. Health Inequalities in Japan: An Empirical Study of Older People. Melboume, Australia: Trans Pacific Press, 2010.

[17] Kawachi I, Berkman L. Social Cohesion, Social Capital, and Health//Berkman L, Kawachi I. Social Epidemiology. New York: Oxford University Press, 2000.

[18] Kawachi I, Subramanian SV, Kim D. Social capital and health: A decade of progress and beyond//Kawachi I, Subramanian S V, Kim D. Social Capital and Health. New York: Springer, 2008.

[19] Putnam R. Making Democracy Work: Civic Traditions in Modern Italy. Princeton, New Jersey: Princeton University Press, 1993.

公民健康素养提升的陀螺模型分析

孙健[1]　申萍[1,2]

1 河北科技大学;
2 沧州日报社

摘要:健康素养是衡量健康素质的主要指标,直接影响人的生命和生活质量。陀螺理论是分析物体动态平衡发展问题的重要模型。本文尝试借助陀螺理论,分别从驱动力、机制结构环、提升能力轴、机会威胁平面等几个方面建立公民健康素养提升的框架分析模型,研究公民健康素养提升的系统路径,深入分析公民健康素养提升机理,进而提出有关发展建议。

一、问题的提出

(一) 陀螺理论概述

研究陀螺原理的分析模型称作陀螺模型,被应用于描述物体动态平衡发展问题。陀螺模型是一个由多因素、子系统组成的系统结构,可以形象地理解为包含"六个一":一体、一力、一面、一环、一轴、一点,即:组织生命体、目标驱动力、机会威胁平面、机制结构环、快速应变能力轴、着力点,如图 1 所示。

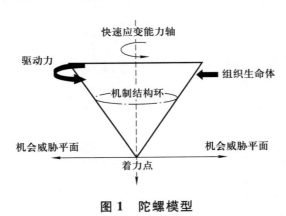

图 1　陀螺模型

(1) 组织生命体是指模型中用来作为研究对象的物体、组织体等;(2) 机会威胁平面主要指组织生命体所面临的内外部环境,是决定组织生命体运转方向的客观依据;(3)快速应变能力轴是指组织生命体将所获信息分析后,自觉作出快速应变,对组织生命体实施调整、重组、优化的中心支撑轴;(4)机制结构环是组织生命体的横截面,是组织生命体的内部机制和功能结构的载体;(5)目标驱动力是维持组织生命体高速、长时间运转的外作用力;(6)着力点是指组织生命体与机会威胁平面接触的点,着力点要求圆滑、坚硬、耐磨,是快速应变能力轴作用于机会威胁平面的支撑点。

(二)公民健康素养的内涵和发展情况

1)公民健康素养的内涵

健康是身体、心理和社会适应的完好状态,是个人全面发展的基础,也是家庭幸福、社会和谐与发展的基础。素养,谓由训练和实践而获得的技巧或能力。《后汉书·刘表传》:"越有所素养者,使人示之以利,必持众来。"健康素养是指个人获取和理解基本健康信息和服务,并运用这些信息和服务作出正确决策,以维护和促进自身健康的能力[1]。

2)近年来我国公民健康素养提升推动工作情况

2008年1月,国家卫生部发布了《中国公民健康素养——基本知识与技能》,这是我国健康教育领域的第一份公告,也是世界上第一份界定公民健康素养的政府文件。国家卫生部还组织专家编写了《健康66条——中国公民健康素养读本》。2012年,党的十八大报告指出,健康是促进人的全面发展的必然要求,体现出党和国家对健康工作的认识有了新高度。健康素养是衡量健康素质的重要指标,直接影响到人的生命和生活质量,进而影响社会生产力的水平和整个经济社会的发展。2014年4月,为建立健康素养促进工作的长效机制,持续深入开展全民健康素养促进行动,国家卫生和计划生育委员会发布了《关于印发全民健康素养促进行动规划(2014-2020年)的通知》,规划目标到2015年全国居民健康素养水平提高到10%,到2020年全国居民健康素养水平提高到20%[1]。

二、公民健康素养提升的陀螺模型分析

(一)公民健康素养陀螺模型的子系统要素分析

结合陀螺模型的分析原理,笔者在此将公民健康素养提升问题视为一个高速运转的"陀螺",将其作为组织生命体来考察;将影响"陀螺"高速、长期、稳健运转的因素分别称为驱动力、机制结构环、提升能力轴、机会威胁平面四个主要部分。

1）驱动力

驱动力是推动组织生命体保持持续运转的动力源。公民健康素养提升驱动力主要包括健康观念、知识结构、心理素质、生活理念等方面。精神动力学认为，所谓精神动力就是思想、理论、理想、信念、道德、情感、意志等精神因素对人从事的一切活动及社会发展产生的精神推动力量[2]。从精神动力学理论的角度分析，公民健康素养提升驱动力是一个以认知动力、情感动力、意志动力为主要组成的复杂系统结构。

（1）认知动力。认知是实践主体对于客观外界的主观反映、能动探索与理性把握，是对非价值事实关系的纯粹中性的反映活动。在此，主要指能够实事求是、客观理性地看待健康素养提升问题，能够本能地认识到加强素养培养对提高健康水平的必要性和重要性。

（2）情感动力。情感是实践主体在社会实践过程中产生的对于某一客观事物的态度倾向。在此，主要指热爱生命、乐观豁达、冷静理智。

（3）意志动力。意志是实践主体有意识、有目的地调节和控制自己的思想行为，锐意进取、攻坚克难，向着既定目标积极前行的一种执着心态和自我克制、坚定信心以及顽强奋进的精神状态。在此，主要体现为需要保持的良好精神状态和意念，即持之以恒、格物致知和自强不息的信心和态度。

综上，公民健康素养提升驱动力结构如图 2 所示。

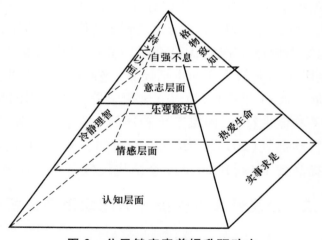

图 2   公民健康素养提升驱动力

2）机制结构环

主要是指公民健康素养提升的内部机制和流程控制。公民健康素养提升问题本身也是一项实践活动，包含实践主体、实践客体、实践介体。其中，实践主体一方面是指组织实施公民健康素养提升活动的人或机构，包括公民健康素养提

升的领导机构、实施机构和评估机构。另一方面是指公民个体本身。公民健康
素养提升的客体是指公民健康素养、健康水平、健康理念等。实践介体是包括方
法、手段等在内的中介桥梁和实现工具。实践目标反映着公民健康素养提升实
践活动所要达到的目的和发展的方向;实践原则是贯彻落实实践目标、指导实践
活动应该遵循的基本准则。实践监督主要是指对实践活动开展的计划实施、组
织协调、控制监督等。实践效果通过实践绩效来反映。绩效评估主体应多元化,
以避免单一评估主体可能导致的片面性,减少评估误差。评估主体可包括行政
机关、社会组织、专家学者、社会公众等。实践绩效是运用科学评价方法和工具,
对公民健康素养提升实践活动的各构成要素进行全面检验考量和测评,其绩效
考核结果进而反馈至实践目标,以便通盘评判整个公民健康素养提升实践活动
的预期目标是否实现、实现程度如何等,最终为整个公民健康素养提升体系的再
循环运行提供参考借鉴和有益指导。

　　机制结构环的形成是实践主体在精神动力的带动和驱动下,面对内外部环
境形成的"机会"与"威胁",为更好地开展公民健康素养提升而主动进行的内部
运行机制的调控行为。通过图示不难发现,机制结构环就好比公民健康素养提
升这个大的系统的缩影和内核化,也是一个层次清晰、结构分明的立体动态模
型。这一立体模型既有从实践主体通过实践介体到实践客体的,从左到右的横
向运转,也包含从实践目标到实践原则,再到实践过程(实践主体、实践介体、实
践客体三者之间的交互作用过程),再到实践监督,最后到实践绩效评价的,自上
而下、自下而上、彼此关联影响的纵向运转。"一横一纵"的交互运转形成了一
个组织生命体内部循环的立体"陀螺模型"。如图 3 所示。

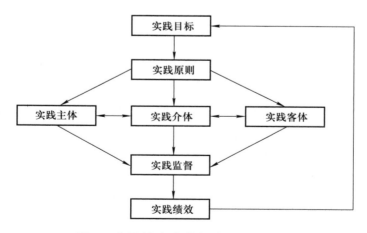

图 3　公民健康素养提升机制结构环

　　3）提升能力轴

　　公民健康素养是一种包含认知判断、研究学习等在内的综合能力体系。笔者认为其主要包括内生基础层、实践操作层、创新提升层三个层次。其中内生基础层主要指公民健康素养提升所需具备的基本能力，包括研究学习能力、认知判断能力、内化吸收能力等的总和。实践操作层主要指在公民健康素养提升过程中需要发挥使用的目标科学谋划、战略有效实施、流程有序管理、绩效科学评价等多方面能力的总和。创新提升层主要是指如何更好、更优地做好公民健康素养提升工作所需要的管理创新能力、制度创新能力、技术创新能力的总和。如图 4 所示。

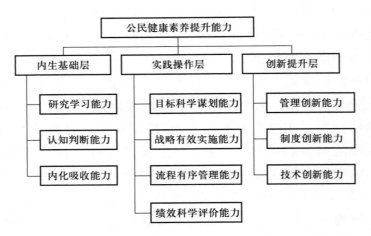

图 4　公民健康素养提升能力轴

　　4）机会威胁平面

　　环境包括内部环境和外部环境。SWOT 分析方法是一种重要的内外部结合的分析方法，被大量地用于战略分析过程中，同时也是一个有效地进行战略制定的工具。SWOT 是优势（Strengths）、劣势（Weaknesses）、机会（Opportunities）和威胁（Threats）英文单词首字母缩写词。一般而言，优势和劣势从属于组织体自身，而机会和威胁则更可能来自外部环境。SWOT 分析有四种不同类型的组合：优势—机会（SO）组合、弱点—机会（WO）组合、优势—威胁（ST）组合和弱点—威胁（WT）组合。如图 5 所示。

（二）公民健康素养提升系统陀螺模型分析

　　根据对上述各子系统要素的分析，形成了公民健康素养提升的陀螺模型系统图。如图 6 所示。

　　公民健康素养的提升系统就好比一只高速旋转的"陀螺"，面对内外部环

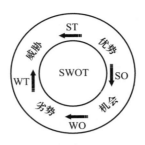

图5　公民健康素养提升内外部环境的 SWOT 分析

境,即内部的优势与劣势以及外部的机会与威胁,相应采取四种战略模式(ST:利用自身优势,减轻外部威胁;SO:利用外部机会发展内部优势;WT:回避外部威胁,减轻内部弱点;WO:利用外部机会,弥补内部弱点),在认知动力、情感动力、意志动力的三力协同驱动下,以蕴含内生基础层、实践操作层、创新提升层在内的能力轴为旋转支撑轴,对内部机制进行优化重组,外循环与内循环并驾齐驱,带动公民健康素养提升陀螺保持着动态平衡和持续、高效运转。

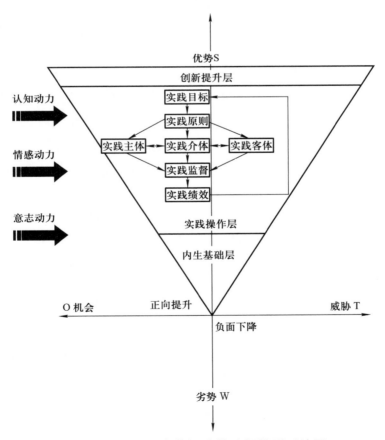

图6　公民健康素养提升的陀螺模型系统图

三、陀螺模型分析结论及发展建议

（一）重视价值引导，加大精神驱动

形成正确认知，科学推动实践。健康涉及每一位公民、每一个家庭。对每个人而言没有什么比健康更重要、更应该得到保护和重视的。而且，健康教育和健康促进是预防疾病的最前站，健康素养提升问题是关乎个人、家庭、社会的大问题，也是亟待推进的关键问题。推动公民健康素养提升工作，就是要善于引导公民树立科学健康观，及时更新科学健康观念，正确认识到推动健康素养提升既是保持自身生命、生活质量的有效途径，也是促进社会和谐进步的重要渠道；就是要坚持实事求是地将那些根本不重视健康素质、追求健康但无具体思路和办法、对健康素养不太重视但也略知一二等不同类型的公民个体进行合理、科学划分，因势利导地推进公民健康素养提升工作。

激发正向情感，热心推动实践。公民健康素养提升对政府和公民个人而言，应该是在恰当的时间用恰当的方法，才能带来合适的结果。如果仅仅为了突显政绩，在不研究内外环境、不顾及健康素养发展态势、不考虑公民个体实际、不重视素养提升质量的条件下盲目推进，不按规律办事的做法必然导致负面影响。因此，不论是政府机构还是公民自身在健康素养提升问题上要做到热爱生命、冷静理智、乐观豁达。没有对生命的热爱，不会有对健康的关注和重视；没有冷静理智的正确心态，盲目学习借鉴，可能会造成不必要的损失或者无法取得预期的成效和目标；离开乐观豁达，就做不到一旦被病魔侵扰还能坚持与病魔顽强对抗，也做不到用昂扬积极的生活态度和良好的健康素养促进身体康复。这三种心态缺一不可，互相依存。

保持坚定意志，追求理想状态。政府推动公民健康素养提升工作可能遭遇不理解、不理会、不配合，公民个人的健康素养养成也可能出现不坚持、不长久、不重视质量、不讲究科学方法等问题，需要的就是在正确判断基础上的坚定意志。凭借坚定执着、开拓创新、锐意进取的态度，克服面临的现实困难，全力保障预期目标的顺利实现。

强化认知动力、情感动力、意志动力的协同作用需要整体推进、内化于心；根据内外环境的变化，要对动力发动的程度、节奏合理把握，对动力驱动的效果应客观检验和梳理评价，不断增强驱动力发动的灵活性、实效性和适当性。

（二）强化内部管理，优化系统机制

明确实践目标，保障正确方向。公民健康素养提升的目标可以在"真、善、美"的框架下,本着"真理"和"价值"这两大人类实践活动的原则,设定目标可以理解为公民个体的健康观念得到秉持、健康习惯得到践行、健康行为得到鼓励、健康经验得到推广、健康方法得到普及、健康素质得到提高,进而促进全民健康水平的全面、高质量的动态提升。

确定实践原则,规范活动秩序。在具体工作中要将"着眼发展、科学规范、以人为本、统筹协调、多元参与"等原则作为重要考量参照,设定公民健康素养提升工作的具体原则。

优化实践结构,激活各方力量。政府机构要创新地做好健康素养提升推动的规划、健康素养监测等工作。公民个人要加强自我管理、自我约束、自我提升。中介组织要敬业、勤勉,提高服务质量。各方协力营造"政府科学推动、公民诚心主动、中介积极互动"的良好氛围。

评估实践绩效,检验实践成效。"平衡计分卡"原理从"财务、客户、内部运营、学习与成长"四个角度,将组织的战略落实为可操作的衡量指标和目标值的绩效管理体系。公民健康素养提升实践活动绩效考核可以尝试变通地借鉴"平衡计分卡"原理,从"推动健康素养提升活动成本、健康素养养成效果、社会评价与认可度、学习与成长"四个方面,做好有关考核,不断提升工作实效。

(三)盘活各类资源,优化提升能力

夯实基础累积能力。精于持久学习。无论从事推动公民健康素养提升的工作人员,还是公民个人要针对生命健康理论做到懂学习、会学习、善学习,保持学习的持久性、延伸性;要善于借鉴"知识之轮"理论,认真把握知识管理"掌握度、扩散度、编码度"三个维度,将学习成果转化成现实的工作推动力;坚持正确判断。能够对外界环境的变化及时跟踪、有效掌握,作出正确的战略分析判断,为进行下一步的应对做好必要的准备。善于内化吸收。重视将研究、学习、判断以及亲身体验等内化吸收,形成良好的健康生活、饮食、运动习惯。

锤炼实践推动能力。做到目标谋划有前瞻,公民健康素养提升规划要立足区域发展实际,合理对标先进地区前瞻性的设计,实现"跳跳摘桃够得到";战略实施有举措,借鉴"雁型模式",突出先进典型带动,保持梯度扩散,多层次、多区域协同发展,实现"兄弟携手齐进步";流程管理有机制,健全组织协调机制和政策激励机制,调动各方积极因素,实现"众人划桨开大船";绩效评价有办法,综合运用传统和现代的绩效评估工具,实现"成败得失一览明"。

拔高创新提质能力。管理创新是技术创新的实现基础,制度创新为管理创新提供动力机制;管理创新是技术创新的内在保障,技术创新是管理创新的途径之一。三种创新能力有机结合,共同发展,以技术创新为基本手段,以制度创新

为外在保证,以管理创新为内在保障,才能推动公民健康素养提升的能力永葆新鲜活力和旺盛生命力。

(四) 把握内外环境,实施科学战略

正确认识环境内涵。这里"环境"的概念,既包括政府推动公民健康素养提升工作面临的内外部环境(假定为 A 环境),也包括公民本身面临的内外部环境(假定为 B 环境)。优势、劣势、机会、威胁四个要素存在于"A、B"两大环境系统中。在具体工作中,要积极推动 A 环境与 B 环境之间的正向互动影响,综合把握宏观环境(经济环境、社会环境、生态环境)和个体发展(健康水平),积极掌握两个环境中的优势、机会,尽可能减低劣势和威胁的影响。单一强调某个环境,顾此失彼、盲目推进的做法要不得,可能造成隐患问题出现。

科学选定发展战略。S-O 战略组合是需要敏锐地捕捉机会,把握时机利用外部机会发展内部优势,以杠杆效应使机会与优势充分结合发挥出来;S-T 战略组合是利用自身优势,减轻外部威胁;W-O 战略组合是利用外部机会,弥补内部弱点。在这种情形下,公民健康素养的提升工作开展就需要提供和追加资源,积极促进内部劣势向优势转化,以迎合或适应外部机会;W-T 战略组合是回避外部威胁,减轻内部弱点。这种情形是组织体的内部劣势与外部威胁同时出现,组织体面临着严峻挑战,相关问题处理不当,可能引发更多困难和问题。对此,组织体可适当采取 S-O、S-T 战略以及 W-O 战略,W-T 战略不可取。要根据环境本质和变化趋势,立足组织体自身发展实际,既要区分清楚什么是真正的机会,机会就在身边还是遥远的不可触及,能不能把握住转瞬即逝的机会;也要认清哪些是巨大威胁,哪些是可以忽略不计的威胁,找准威胁的重点,做到不被表面现象所迷惑,最大程度上实现该项实践活动的全面、科学、有效、持续。

参考文献

[1] 　http://www.moh.gov.cn/xcs/s3581/201405/218e14e7aee6493bbca74acfd9bad20d.shtml
[2] 　骆郁廷.精神动力论.武汉:武汉大学出版社,2003.

心率测量穿戴设备技术综述

魏春晓　张文静　赵景焕　陈晓
国家知识产权局专利局专利审查协作河南中心

摘要：可穿戴设备是近年来的热点话题，随着可穿戴技术的发展，各种穿戴设备百花齐放。可穿戴设备在医疗健康领域也发挥出重要作用，心率是有关人体健康的重要生理参数之一，本文针对以医疗健康产品形态出现的可测量心率的智能穿戴设备相关的专利进行研究，对其申请状况进行了统计分析，包括该领域的申请情况以及技术分布情况，详细介绍了重要专利中的关键技术，并对技术的发展历程、发展趋势以及发展前景进行了详细分析。

一、引言

可穿戴设备，就是可以直接作为配件穿戴在身上的便携式电子设备。可穿戴技术主要探索和创造能直接穿在身上、或是整合进用户的衣服或配件的设备的科学技术。

可穿戴计算的概念起源于 20 世纪 60 年代，最早由麻省理工学院媒体实验室提出。直到 20 世纪 70~80 年代，配有头戴显示器的可穿戴计算机真正问世。90 年代以后，随着大规模和超大规模集成电路技术的快速发展，可穿戴技术也随之崛起。1997 年，美国三所学院举办了第一届国际可穿戴计算机学术会议，此后，可穿戴技术开始得到社会各界的广泛关注和重视。我国在 20 世纪 90 年代后期，也开展了可穿戴技术的研究。进入 21 世纪，可穿戴计算技术获得了长足的发展，相关产品的新形态、新玩法不断被发掘，产品功能和消费需求相遇，各种形态的产品日益成为当前消费需求的主流。

在医疗健康领域，心率测量穿戴设备的技术载体可以是手环、手表、腰带、头盔、手套、运动鞋、衣服等日常穿戴物品。本文以心率测量穿戴设备的专利作为分析对象，对该行业的现有技术进行研究，对心率测量穿戴设备的发展方向和专利保护提出了建议。

二、心率测量穿戴设备相关专利技术发展状况

（一）数据库的选择和检索，建立心率测量穿戴设备数据库

根据数据库收集的文献量及分布特点对中文和外文数据库进行选择，其中中文数据库选择 CNABS 数据库，外文数据库选择 VEN 数据库。

CNABS 数据库收录了自 1985 年至今在中国申请的全部专利文献，其中整合了所收集到的中国专利数据信息、中国专利英文文摘数据、外文数据库中收录的中国文献的信息，以及深加工数据库的信息，并且包含大量丰富的字段，便于检索和后期的技术分析。

VEN 数据库是 SIPOABS、DWPI 组成的虚拟数据库。收集了最早为 1960 年的约 45 个国家和组织的专利文献，其中专利文献的标题和文献信息都重新改写过，所以用词比较规范，文摘中的技术内容信息丰富，从技术方案、发明点、用途等多个角度进行阐述，便于关键词的检索和后期的阅读标引。

考虑到穿戴设备分类号分类相对准确的特点，采用了以分类号为主，以关键词为辅的检索方式，检索时间截至 2015 年 5 月 8 日。检索时选用的分类号和关键词如下表所示（表 1）。

表 1　检索要素表

关键词	穿戴，佩戴，佩带，（便携 or 移动）and（穿 or 戴）wear +，wornportable，mobile	心率，心跳 heart 1w rate，heart 1w beat，heart 1w frequency，cardiac 1w rate	手表，手环，手带，眼镜，腕带，腕表，背心，衣，头盔，头带，手链，项链，鞋，帽，手套 +watch +，bracelet?，+ glass +，+ shirt?，shoe?，bra，clothing，apparel，wear+
分类号	CPC：A61B5/02438；EC：A61B5/024F；IC：A61B5/02，A61B5/0205，A61B5/021，A61B5/024，A61B5/0245，A61B5/0255		IC：A41B +，A41C +，A41D +，A41F +，A42B +，A43B +，A43C +，A44C+

（二）申请量分析

对以上选取的关键词和分类号进行检索，检索对象限定在全球公开日或公告日在 1975—2014 年之间的发明和实用新型专利申请。在数据库中选用表 1 所示分类号和关键词进行检索，并对检索结果进行了分析。图 1 和图 2 显示了

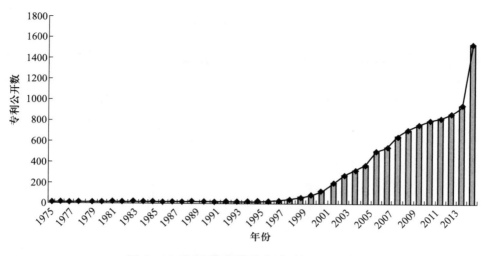

图 1　心率测量穿戴设备专利公开趋势

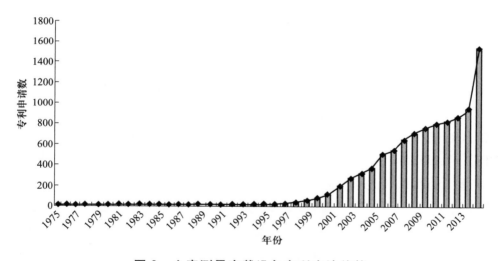

图 2　心率测量穿戴设备专利申请趋势

全球专利公开量和申请量的趋势图。

　　检索到的心率测量穿戴设备的专利最早出现在 1973 年。伴随着计算机、互联网、半导体以及通信技术的发展，20 世纪 90 年代，可穿戴式技术逐渐兴起。2000 年开始，随着移动通信技术的发展，以及移动互联网技术的日益普及，申请量出现持续快速增长，2014 年专利申请量增长极为迅速，并且达到高峰。根据不断升级的用户需求以及不断增长的市场需求，技术进入良好的发展期，可穿戴设备的研发将保持持续的热度，该领域的专利申请量也将继续保持稳定上升的状态。

（三）主要国家及主要申请人专利申请情况

根据申请量分析，并结合前期统计结果将上述心率测量穿戴设备领域的申请量较大的申请国，或在行业内比较知名的企业申请人总结如下，如图3所示。

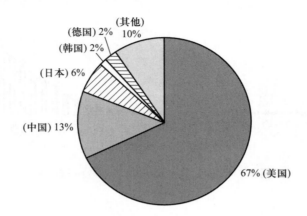

图3　心率测量穿戴设备专利产出国分布

由图3可知，在心率测量穿戴设备领域，美国、中国、日本、韩国、德国是申请量较大的国家，其中，美国是申请大国，其申请量占据世界申请量的67%。

由图4可知，在所有申请国中，申请量较大的公司主要是飞利浦、耐克、高通、POLAR、伟创力、阿迪达斯、IBM、CARDIAC、LG电子株式会社、FITBIT、微软、ALIPHCOM、HELLO、精工爱普生株式会社、日本精工株式会社、通用电气公司、索尼、三星、卡西欧等，其产品主要是智能手环、智能鞋、智能手表、智能服装、智能眼镜等。耐克公司的智能鞋US2014372064A1，FITBIT公司的智能监测仪US2014107493A1，阿迪达斯公司的智能服装DE102012218068A1，卡西欧公司的运动支援装置EP2706395A2，分别涉及了上述产品类型，并涉及了传感技术、显示技术、计算机技术、存储技术、光电检测技术、无线通信技术、成像技术、数据处理技术等，实时测量及监测用户的多个生理参数。

由图5可知，中国在心率测量穿戴设备领域，主要的申请人有青岛蓝图文化传播有限公司、香港中文大学、成都博约创信科技有限责任公司、杭州义盛祥通信技术有限公司、浙江大学、河南华南医电科技有限公司、北京超思电子技术股份有限公司、万威科研有限公司等。其代表性专利主要有：涉及传感技术的有香港中文大学的专利CN102283642A；提高续航时间的有青岛蓝图文化传播有限公司的专利CN104257374A；提高触摸精确度的有万威科研有限公司的专利CN102999235A；消除运动伪像的有深圳先进技术研究院的专利CN104523281A；提高数据传输安全性的有华为技术有限公司的专利CN104346548A、小米公司的

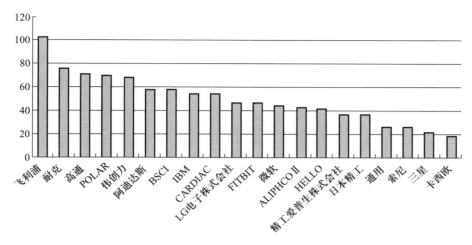

图 4　心率测量穿戴设备主要申请人排名

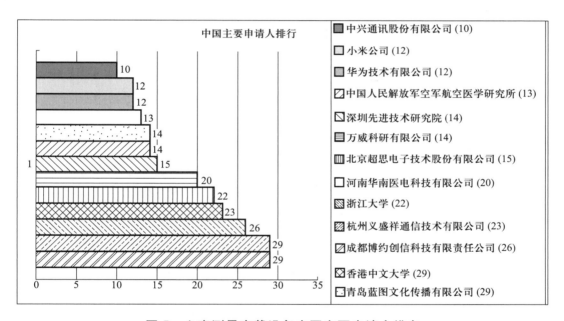

图 5　心率测量穿戴设备中国主要申请人排名

专利 CN104574048A、中兴公司的专利 CN104243519A;提高佩戴舒适度的有河南华南医电科技有限公司的专利 CN101536903A、北京超思电子技术股份有限公司的专利 CN203789902U。

（四）荷兰皇家飞利浦公司专利申请分析

荷兰皇家飞利浦公司先后开发多种穿戴式设备,并不断在穿戴式设备关键技术上进行改进,其在世界各国申请心率测量穿戴设备相关专利 100 余件。笔者在对心率测量穿戴设备的申请量进行统计时,发现荷兰皇家飞利浦公司在该领域的专利申请量排名第一,下面主要对其重点专利的重点技术进行研究分析。

荷兰皇家飞利浦公司在心率测量穿戴设备方面申请的专利有以下特点(表 2):

(1) 心率测量穿戴设备形式多样化,应用领域广泛

飞利浦公司有关心率测量穿戴设备的专利,按照其存在的形态,可以分为以下五种:用手腕支撑,比如手表、腕带等,其代表性专利有 WO2013038296A1;用头颈支撑,比如头盔等,其代表性专利有 WO2007072425A2;用腰部支撑,比如皮带、腰带等,其代表性专利有 WO2009040711A2;用脚步支撑,比如鞋子、脚垫等,其代表性专利有 EP0977974A1;用其他部位支撑,如服装、内衣等,其代表性专利有 WO2008004159A2。心率测量穿戴设备的应用范围也越来越广泛,其可以应用于运动健康领域、体感交互领域、信息咨询领域和医疗健康领域等。

(2) 心率测量穿戴设备关键技术不断改进

心率测量穿戴设备涉及的技术领域广泛,包括数据交互技术、无线通信技术、传感技术、数据计算处理技术、显示技术、操作系统、提高续航时间技术等。

1) 对于无线通信技术,安全性和隐私性相当重要。飞利浦也致力于提高产品的安全性,比如专利 WO2008014432A2,其提供一种分级安全管理的方法,生成包括节点的树状结构的 L 层分级关系部署模型(HRDM),并且生成多层分级密钥预分发方案(HKPS),并为 HKPS 中每个层分配唯一的密钥材料。其通过非常短距离的体耦合通信链路安全地传送患者的测量结果,排除了对无线连接的需要。而且由 HDMS 和 HKPS 模型和系统提供了安全性的可扩展性和粒度。

2) 传感技术是心率测量穿戴设备的关键技术,其在生理监控中起到至关重要的作用。在传感技术方面取得突破也能极大地促进可穿戴设备的发展。WO2006003627A1 提供了一种织物传感器,包括第一和第二箍紧部分以及第三传感部分。这种传感器将被保持在衣服适当的位置且用于感觉身体的移动,通过在传感部分的任一侧上的箍紧部分把传感部分保持在适当的位置,不会给出由传感器的无意移动而造成的错误读取数据。

3) 飞利浦也高度重视心率测量穿戴设备的可靠性和精确性。用于心率测量的光学传感器容易在运动状态下造成大的运动伪像。但是,当佩戴者锻炼或参加剧烈活动时,有必要始终得到当前心率可靠、实时的反馈。专利 WO2013038296A1 提供一种产品,其中心率以对于用户舒适的方式测量,并且该测量在强烈运动时仍然给出可靠的测量结果,其以最大的精确度计算心率,并且克服运动伪像问题。

　　4）心率测量穿戴设备中常见的显示技术涉及范围广泛,微型显示、柔性显示和透明面板是目前主要的穿戴式显示技术。为了使生理参数在穿戴式设备上的显示更加直观化,尤其是对于小型穿戴设备如腕表,这就要求使用非常小的空间显示穿戴用户的心率等生理信息。专利 WO2007107900A2 使用小空间显示用户身体状况。其提供一种手表,使用指针的时间轴,将用户的生理状况显示为对应于 24 小时周期的时间的函数,即通过指针指示时间的图形也被用于显示用户的生理状况。设备上的有限的空间被高效地使用,使用的时间轴非常直观、易于理解。

　　（3）提升产品的舒适性

　　心率测量穿戴设备直接穿戴在人体上,这要求其设计能够满足用户对美和时尚的追求,而且尽可能友好和美观大方。为避免用户对于电子产品直接接触身体的抵触感,提高舒适度,飞利浦也在不断完善产品表面结构,专利 WO2013108154A1 在产品与用户的皮肤接触的表面进行改进,提供低摩擦和高舒适度的工程设计的表面。其在产品材料上也不断改进,使表面由柔软的、像垫子一样的弹性材料制成,可以是硅酮、适当柔软的热塑性弹性体、胶乳、聚丁二烯、闭孔泡沫或者这些材料的任何组合,也可以是任何橡胶或弹性聚合物材料。

表 2　荷兰皇家飞利浦心率测量穿戴设备代表性专利

专利公开号	代表性专利附图	技术要点
WO2013038296A1		以最大的精确度计算心率,克服心率信号内较大的运动伪像的问题
WO2013108154A1		测心率的腕表设计为与用户的皮肤表面能够减小摩擦和提高舒适度
EP2265173A1		由导电材料制成的脚垫电极和枕头的纺织品传感器,测量心率
WO2009040711A2		使用安全带上的多普勒雷达来监控就座者的生命体征,测量心率
WO2008014432A2		用分级密钥管理基础设施对心率数据进行自动传送和识别,可安全地传送患者的测量结果

续表

专利公开号	代表性专利附图	技术要点
WO2008004159A2		电极集成到腰带,通过汗水导电,电极适于与皮肤良好电接触,无需特殊的浆糊或凝胶,测量心率
WO2007107900A2		使用可旋转指针的时间轴来显示作为时间函数的心率参数
WO2007099487A1		传感器能够相对于彼此和身体移动,消除来自暂时提供不足信息的传感器的信号,进行心率测量
WO2007072425A2		预测癫痫发作的癫痫头盔,可进行心率的测量,其预测准确,传感器可感测病人身体内的能够预测癫痫发作的物理现象
WO2006003627A1		传感器位于衣服的粗黑线所示箍紧部分之间,克服衣服会相对身体移动,造成传感器移动,测量不准确的问题,测量心率
EP1638421A1		织物互连器,将各种可穿戴电子设备和传感器连接到带有集成织物电极的服装上,测量心率
EP0977974A1		智能鞋,测量锻炼活动中效能时,使用加速度传感器持续监控脚加速度,通过处理分析加速度信号,求取心率

三、穿戴式心率测量设备技术发展路线

心率是有关人体健康的重要生理参数之一,下面对以医疗健康产品形态出现的心率测量穿戴设备相关的专利进行研究,对其技术发展路线进行分析。

以医疗健康产品形态出现的可测量心率的智能穿戴设备的发展大致可分为四个阶段。

1)在1990年之前,可测心率的智能穿戴设备已经以医疗健康产品的形态迅速发展起来,从图6中可以看到该阶段的代表性专利,在该阶段中,由于计算机、半导体、互联网以及通信等相关技术的约束,心率测量穿戴设备产品功能与产品形态相对单一,其基本作为一种信号检测设备使用。

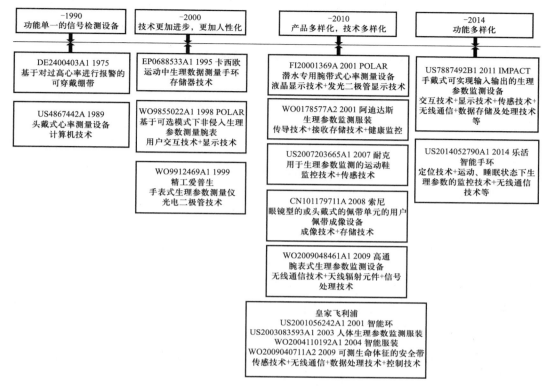

图 6　心率测量穿戴设备发展路线图

2）随着计算机、半导体、互联网以及通信等相关技术的发展,截至 2000 年,心率测量穿戴设备已经发展到较为成熟的阶段,在这一阶段,存储技术、用户交互技术,以及相关显示技术已经成熟地运用到该类产品中,由于以上相关技术的支持,心率测量穿戴产品能够很好地实现与用户之间的交互,除了能够对人体的心率参数进行存储、显示、设置外,还能对其进行后期分析、共享与传输。同时,在此阶段,以制造体育用品、电子产品、生活用品、医疗健康产品为主的多个领域的相关企业,也逐渐开始开展有关智能穿戴技术的研究,该阶段的代表性专利如图 6 所示。

3）心率测量穿戴设备发展到 2010 年,各类相关产品层出不穷,应用技术相对多样,在该阶段,传感技术,液晶、发光二极管等相关显示技术,传导技术,成像技术,无线通信技术,控制技术等已相当成熟地应用到各类有针对性的心率测量穿戴产品中,如智能环、手表、服装、鞋、安全带、眼镜,以及头戴式产品中,真正实现了产品多样化、技术多样化。在这一阶段,生产相关心率测量穿戴设备的公司或企业,均以自己的代表性产品迅速占据市场,该阶段的代表性专利如图 6 所示。

4）截至 2014 年，在产品多样化、技术多样化的基础上，心率测量穿戴设备逐渐向功能多样化的趋势发展，其人性化程度越来越高，可实现用户在多种状态下的定位、测量、监测、显示、交互、传输、通信等多种功能，越来越趋向于私人定制模式，该阶段的代表性专利如图 6 所示。

从上述对心率测量穿戴设备四个发展阶段的分析可以看出，医疗健康已经以一种类似日常生活用品的形式充斥到人们的生活中，那么，心率测量穿戴设备也逐渐向产品生活化的方向发展，人们能够在生活中随时随地关注自己的生理参数及健康状况，对于常规生理参数的测量实现了私人化，而智能穿戴技术也作为一个热门研究课题被越来越多的公司、企业和其他研究机构关注。

四、趋势预测

心率测量穿戴设备除了自身蓬勃发展外，也与周边领域充分融合，深刻变革传统行业。一方面，传感技术，液晶、发光二极管等相关显示技术，传导技术，成像技术，无线通信技术，控制技术等的发展能够促进心率测量穿戴技术的发展，使心率测量穿戴产品具备更多的类型、更多的功能、更强的通信与传输、更稳定的性能，以及更优越的人机交互等特性；另一方面，心率测量穿戴技术在产品和功能上的更多、更高的需求又能够促进传感技术，液晶、发光二极管等相关显示技术，传导技术，成像技术，无线通信技术，控制技术的进步，能够促进相关领域技术人员开发出更多能够应用于心率测量穿戴设备的相关技术。二者之间相互影响、相互促进。

心率测量穿戴设备发展至今，已站在移动终端前进的风口浪尖，智能终端作为未来主流的计算和通信设备，将在人们生活的各方面发挥作用。心率测量穿戴设备作为用户接入互联网的新方法和新入口，为应用提供了更多的场景、更多的数据以及更多的能力。一方面，心率测量穿戴设备增强用户捕捉和加工信息的能力，从而实现更准确的决策；另一方面，用户通过可穿戴与终端深度融合，令信息的传递和交互更加便捷直接，加速信息的互联和共享，改变用户行为模式和行动效率，在海量的终端、应用和数据的背景下，云平台是将来移动应用测试的最佳解决方案，我国应该推广和发展云测试技术，以实现移动应用稳定、可靠和安全为目的，不断推进移动应用产业的健康发展。

我国心率测量穿戴设备市场发展潜力巨大，有望继续推动终端产业创新升级。首先，心率测量穿戴设备通过与人体的实时接触的特性，可提供全方位的健康指标检测和预警服务，将有效提高医疗资源的使用效率，以满足用户日益增加的健康需求。其次，心率测量穿戴设备产业链正逐步完善，显示技术、数据传输安全技术、能耗控制和操作系统等关键技术已有望突破。随着传统巨头的积极布局,整个心率测量穿戴设备的生态将得到极大提升。再次,心率测量穿戴设备所具备的解放双手、随时在线、感知环境、全网连接、平台支撑以及优越的人机交互等特性将带来良好的用户体验,能够使其契合更多应用场景。最后,由于移动互联网泛终端的边界逐渐模糊,用户在手机上使用最多的三个功能,即时聊天、语音通话和看时间,都可由心率测量穿戴设备完美替代。

参考文献

［1］　朱永宏,徐白杨,王先发,等.智能穿戴技术与应用研讨.科技资讯,2013(31):26-27.

［2］　陈根.智能穿戴改变世界.北京:电子工业出版社,2014.

［3］　刘思言.可穿戴智能设备市场和技术发展研究.现代电信科技,2014(6):20-23.

［4］　Hung K,Zhang YT,Tai B.Wearable medical devices for tele-home healthcare.Conf Proc IEEE Eng Med Biol Soc,2004,7:5384-5387.

［5］　Thorp E O.The invention of the first wearable computer.2nd International Symposium on Wearable Computers. Pittsburgh,Pennsylvania,1998:4-8.

智能医用机器人的现状与发展趋势

时占祥

全球医生组织中国代表处

摘要:智能机器人是成熟科学技术向应用转化的标志性产业。近 20 年来,以微创手术机器人和远程医疗机器人为代表的智能机器人,在临床医疗、远程医疗与养老康复等大健康领域中越来越凸显其优势和普适性。本文是筹备"国家级智能医用机器人研究院"项目综述内容,供业内人士,特别是关注医疗和大健康领域机器人开发和应用等交叉学科领域的同行们共同参考。

一、智能机器人产业化

近 20 年来,随着人工智能研究成果融合于现代科技成熟技术,包括计算机模拟、移动通信和互联网等,智能机器人正逐渐成为应用于医疗、养老和康复领域最先进的技术和产品。从产业化来看,智能机器人已形成了四大产业链,即:1)工业与制造业;2)教育与娱乐业;3)医疗与健康产业;4)军事与航空航天业。其潜在市场和应用前景巨大。相对于欧美和日本等发达国家而言,我国智能机器人领域的研发和产业化规模小且少有核心技术,也未形成产业链和成熟应用市场。

二、医用机器人分类

20 世纪中期以来,人工智能技术和产品日趋成熟,如微电子处理器、遥感技术、计算程序以及军事和航天工业的发展等。智能机器人也得到了划时代发展,智能化尖端技术在辅助人们日常生活起居和疾病监测方面逐渐得到了认可和应用。依据其医疗功能和应用健康管理的场景,医用机器人又细分为五大类:1)微创手术机器人;2)远程医疗机器人;3)康复和护理机器人;4)智能假肢/器官机器人;以及 5)特殊功能机器人(例如微型机器人等)。这五大类医用机器人在临床医疗与大健康管理实践中的应用不尽相同。

（一）微创手术机器人

以"达·芬奇"微创手术机器人为代表。该机器人系统已经积累了十几年临床应用成果和逾百万例临床手术数据信息。目前,美国医院装备了约 3000 多台,欧洲装备了 600 台,预期 2016 年前我国的大型医院里将有可能装备超过 50 台。然而,2014 年 4 月,美国 FDA 又批准了第四代"达·芬奇"机器人 Xi 上市。该 Xi 机器人系统不仅在技术性能上更加成熟,而且强化了手术操作的安全性。这也是该设备生产厂家从实践案例中不断完善和总结的结晶。

（二）远程医疗机器人

尽管远程医疗(Telemedicine 或 Telehealth)已提出了近 20 年,随着互联网+、智能化移动通信技术和工具的普及,可移动远程医疗模式再次成为各国政府、医疗保险机构和医疗机构所青睐的领域。因为远程医疗已经被越来越多的循证依据证明是对于现有的传统面对面的诊疗模式的有效补充。因此,医用机器人可以应用于患者居家慢病管理和疾病远程随访等。在美国已获得了医疗保险公司(如凯撒医疗保险集团)和大型医疗服务机构(如梅奥医学中心、麻省总医院、约翰·霍普金斯大学医学院附属医院等)的认可。上述机构的医护人员已经利用远程医疗机器人开展远程诊疗服务并得到了患者好评。远程医疗机器人已成为实施远程医疗服务的得力助手和正规化工具。

在我国现行医疗体制改革过程中,应用智能机器人辅助远程医疗服务非常适合医联体优质医疗资源下沉和以患者为核心的医疗服务前移的国策。建立可移动性远程医疗服务模式,不仅可以提高下级医院和社区卫生服务中心远程会诊的质量,而且可以满足患者转诊前社区全科医生或家属的必要咨询需求。

目前各个医院所建立的会议室式远程会诊中心,从形式上来看,虽然解决了远程医生—医生之间会诊交流和临床病历数据传输等问题,但仍然局限了医生之间、医患之间的疾病监测和随访。医生无法在任何地方、任何时候开展远程咨询,甚至开展多点行医实践。我国在远程医疗机器人领域,无论是成熟技术或上市产品等,均属于空白。

（三）康复和护理机器人

随着全球人口老龄化趋势加速和慢病患者群体增加,各国都面临着专业护理人员和康复人员的紧缺。解决此问题最成熟的技术和产品是智能康复机器人和护理机器人。该类医用机器人不仅可以辅助患者住院医护操作规程,还能帮助患者居家护理和疾病康复。日本在护理和康复机器人领域最为成熟。据日本医疗机器人基金会公布的信息，仅护理机器人所提供的老年人家庭护理服务，每年就为日本政府节省了多达 210 亿美元医疗费用支出。

由于医疗专业服务与标准化监管机制，智能护理与康复机器人作为医疗器械产品同样面临着严格的监管标准和无差错操作要求。与此同时，智能化决策功能也随着患者/使用者的个性化需求愈加复杂化。例如：辅助中风患者肢体运动康复相对于辅助居家老人的生活护理，可能需要不同的特殊计算编程和智能化功能等。目前国内该类护理和康复机器人技术和产品均无成熟上市产品，此类机器人的监管和上市审评标准尚未健全。

（四）智能假肢/器官及特殊功能机器人

得益于近 10 年来在人体神经学和行为科学上的研究进展，计算机程序功能化变革，以及遥感和移动通信技术的成熟，科学家和医生们已不再满足于仿生学和机械传动假肢了。为了解决器官移植供需问题，科学家已研制出了人造器官机器人来替代丧失功能的器官。智能假肢和人工智能器官已成为生命科学与人工智能交叉领域最前沿的创新技术。与此同时，包括纳米材料微型机器人也进入了靶向治疗特殊工具，以及为清理和消除血管内斑块或修复心脏瓣膜的微型机器人技术等。

可以预见未来 10~20 年内，随着生命科学与现代科技成果的转化应用，智能机器人领域必将领衔高科技成果与转化应用的大趋势。

三、智能机器人核心技术与产业化瓶颈

根据美国国家科学基金会（National Science Foundation，NSF）和美国国家卫生研究院（National Institutes of Health，NIH）最近 5 年所资助的智能化医用机器人研发项目/领域，笔者归纳了以下五个方面智能机器人核心技术研发与产品转化热点/领域。

（一）兼容各类医疗与健康管理 App，及其他现有医疗设备、可移动远程机器人等

这是由于家庭健康医疗模式的兴起和普及，未来居家养病和临床检测技术得以实践。用途及范围：居家医疗与健康管理、慢病患者群体的医疗监测；特别是独居老人和慢病患者、健康监测和安全应用措施等。实现远程"实景"互动交流和各种疾病或健康数据即时性采集和管理。

（二）慢病医护智能机器人技术和产品

随着社会人口老龄化的加速发展以及慢病居家管理需求,该类慢病医用护理机器人在最近 10 年内将会获得巨大变化和专业化发展。用途及范围:如提醒和辅助患者用药;监测患者生命和疾病进展体征。还可应用于重大传染性疾病爆发状况的远程监测和灾难救护等特殊环境。

（三）智能化假肢、可植入功能性假体、3D 立体技术医疗机器人

由于智能化技术与神经科学领域的转化研究,智能化假肢等功能性替代机器人也成为近年来关注热点。用途及范围:人工智能和在日常生活环境下应用智能化感觉和视觉替代人体功能等植入了机器人模式。

（四）外科微创手术机器人系统

达·芬奇微创手术机器人技术与市场已形成了垄断,为打破一家独秀的局面,包括 Google 和 J&J 等的国际企业已开始进入微创手术机器人领域。最具有发展前途的智能微创手术机器人将开辟微创临床专科化疾病领域,因而与功能大而全的达·芬奇微创手术机器人技术形成新的市场竞争格局。用途及范围:专科疾病领域微创手术机器人;癌症临床治疗用微型导航和影像机器人;用于心脑血管疾病治疗和疾病监测的智能化机器人等。

（五）智能医用机器人专业技能模拟设施

随着越来越多医用机器人产品在临床诊疗中的实际应用,对于专业人员操作规程和使用技能的评估也面临着更高、更专业化的要求。因此,未来几年中针对各类智能机器人的临床应用、居家养老和健康管理都会引入机器人模拟培训系统。用途范围:模拟微创手术机器人系统和技能培训。

四、产业化瓶颈

智能医用机器人领域的知识产权与核心技术专利成了产业化垄断与技术壁垒的保护伞。与新药创制悠久的历史不同,各国政府监管机构对医用机器人的技术与安全性评估仍处于起步阶段,特别是涉及医疗保险补偿机制仍缺乏卫生经济学和医疗费用成本核算的循证依据。

我国在智能医用机器人领域的核心技术和生产工艺流程等均处于启蒙阶段,部分大学院校或科研机构依靠国家科研项目资助模仿国际成熟技术和产品,推进了部分技术和产品性能的更新和完善,但是,智能医用机器人产业化的总体

布局仍无顶层设计和长远规划。因此，迫切需要建立利用灵活多样的协作创新平台，依靠国内巨大的应用市场，重点突破几项核心技术瓶颈并逐步形成产业化体系。

根据前期市场调研和实际应用需求，建议遵从先易后难，进入具有普适性意义和市场化前景好的医用机器人领域，例如：移动远程医疗机器人和居家慢病护理与康复机器人领域；然后通过协同合作，开发适用于中国市场的更多品种的智能机器人产品；在5年内争取突破产业化核心技术瓶颈。与此同时，需要首先建立以下转化研究项目和市场机制：

1) 人工智能应用与转化研究；
2) 传感技术与计算程序应用研究；
3) 特殊材料和辅助材料工艺研究；
4) 医疗机器人市场化产品审评标准；
5) 医疗机器人产品质量检测与应用验证；
6) 医用机器人技术监管法规与生产许可准入。

五、关注未来，因为我们都会去那里

随着全球性人口老龄化日益加剧，人类预期寿命越来越长，慢病群体与日俱增，中国自然也不例外。中国政府"十三五"规划导向已把养老—智能机器人列为重点之一。

若我们加以想象，20年后的街景将是如此：行人中有1/3老弱病残；1/3须眉交白；而另外1/3，则是摩登时代的宠儿，他们只顾自己摩登，把精子、卵子全部超低温速冻（人类的种子呀！）。为此，已有人预言，2040年全世界智能机器人总数将超过人类总数也合情合理，电影《我·机器人》的场景将真实出现在现实里！届时的社会生态环境，似乎果真更适合于机器人而非人类！所以，美国NASA已经在实施逃离地球的计划和路线图！

让我们再来看一些实例：日本是当今世界老龄人口数量最高的国家之一，其中人口总数1/4超过了65岁，20年后，1/3人口将全面进入老年化。并且，日本人口预期平均寿命为男性80岁、女性86岁。那么，日本如何应对养老与助老？唯一的答案就是：加速智能机器人发展，提前进入智能机器人时代！

（一）加速拓展"机器人助理"市场

进入智能机器人时代，首先必须有物美价廉的机器人产品上市。正如当年风靡全球的日本家用电器统治全球一样，日本高科技企业和家用电器公司都在转型之中，并迅速布局进入"智能机器人"细分产品领域。如此这般，日本的精密制造、高科技和人工智能等产能,必将迅速改变世界智能化工业的格局(类似德国工业 4.0;美国 NASA 外太空发展路线图)。

据权威机构预测,20 年后日本仅"机器人助理"市场,即将达到 37 亿美元,而今天已接近 2 亿美元。这一增长速度得益于日本政府资助了 2000 万美元来扶植企业转型,期望他们批量生产的"机器人助理"市场价低于 900 美元/台(相当于一台大屏幕电视机的价格),以便让更多普通家庭可以在日常康复护理或健康管理中使用。

(二)哪些日本企业转向"医用养老机器人"领域

首先,著名的松下电器公司(Panasonic)在养老和助老领域率先明确了细分产品市场,即智能机器人床+轮椅,该产品定位为老年人起居室及简单户外活动。通常,老人不方便起床和行走,而松下的"智能机器人床+轮椅"其独特功能就是把老人的床变成轮椅。而且,能够自控出入老年公寓和养老院等地。各位不妨测算一下潜在市场!松下电器公司已进行过预测,10 年内这种智能机器人床+轮椅将有 8~10 倍增长幅度。

另外,安川电机公司的智能机器人定位也是类似老人起居,诸如去洗手间、抱起老人从床上移入座位等。非但如此,安川电机还首创智能机器人的国际 ISO 13482 质量标准体系。

从上述两个案例可以体会到,智能机器人产品初衷就是要解决实际使用问题。而那些亟待解决的问题,一定是面临着人工劳力的短缺,或占用社会有效劳动力的合理化使用(别忘了,那时候的社会是活人少于机器人!)。

什么是养老机器人的"刚需"?

所有关注老年机器人领域的企业都在探讨"刚需",而所谓的"刚需"几乎就是生活必需的代名词。那么,助老的必需功能,除了上述松下和安川所定位的起居和简单户外活动外,科学家们的研究表明,老人还需要社交活动,更确切地讲是需要"智能机器人伴侣"。其实,Robot 英文含义就是人型机"奴隶"。开发这类机器人产品的最大难点即是个性化,套用现在时髦词就是精准化。每一位老人、甚至每一天都可能有不同情感和生活需求(完全有别于起居和去洗手间的需求)。因此,医学家、心理学家、健康管理专家以及人工智能专家似乎走进了"死胡同",而始终制造不出能满足如此个性化的智能机器人。抑或,即便满足了智能化需求,却致使"超级智能机器人"的造价成本高达 20 万~30 万美元/每台。看来关于养老助老智能机器人的设计思路还需要继续磨炼。

总之,在理解 20 年后老年社会刚需问题上,还需要借助"未来学"和全社会公共资源的综合评估,最终确定我们需要什么样的"智能机器人"来陪伴我们的未来!

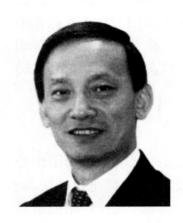

时占祥（Tim Shi）　MD，PhD

全球医生组织中国总代表、NIH 临床研究中国项目负责人。

中华医学会、中华国际医学基金会-临床转化医学专项基金主任委员。

中美临床与转化医学国际论坛秘书长。

作为"中美临床与转化医学国际论坛"发起和策划人之一，协调美国 62 家临床与转化医学中心、美国医学科学院以及阿尔伯特·拉斯克基金会、多尔斯·杜克基金会等国际基金会资源，推动中美在临床与转化医学领域的国际合作与交流，引荐临床研究的国际规范与准则。目标旨在提高我国临床医学研究成果的国际公信度。

自 2008 年以来，作为 GlobalMD 中国总代表负责 NIH 临床研究培训项目，组织 NIH 专家等授课，完成了 30 多次临床研究规范与准则的培训活动并颁发 NIH 证书。参加培训人员达 6500 余人次，形成了国内规模最大的临床与转化医学研究专业培训系统。承担国家食品药品监督管理总局药物审评中心临床审评专家高级管理培训项目；医学研究受试者保护机制国际认证咨询项目，生物/临床样本库国际标准化项目，国家 GCP 机构综合能力调研项目等。

主编、译 16 本临床与转化医学专著。建立了与国际期刊 *Science*、*Nature*、*New England Journal of Medicine* 等的合作。与 Science/AAAS 合作，首次为中国医学研究进展出版特刊，向全球科学界宣传中国，让国际同行近距离了解中国和中国专家学者的研究成果。

时博士毕业于上海第一医学院（现复旦大学上海医学院）医学系。毕业后在中国医学科学院基础研究所工作，从事神经内分泌领域的研究工作。之后出国学习深造，先后在英国伦敦大学和布里斯托尔大学、美国马里兰大学医学院、约翰·霍普金斯大学医学院和 NIH 等学习、培训和工作。

全球医生组织（Global MD Organization）简介：

全球医生组织是非营利性、医学专业国际机构；致力于医药、公共卫生专业人员的教育、培训和国际合作交流。以提高临床研究实践水平，改善医疗健康服务质量为目标。全球医生组织包括 165 个国家医学专业人员，为当地医生和公共卫生专业人员提供各种服务，拥有全球最大的医学专业人力资源库。

　　2008年,全球医生组织在北京正式注册设立代表处,负责拓展中国项目。每年合作举办各种医学专业交流、培训和国际会议等20多项,成为近年来在国内临床与转化医学领域中最为活跃的国际合作机构。

互联网+医疗 助推医疗创新

赵新远

北京英泰科隆科技有限公司

一、引言

互联网在日趋渗透和改变着我们生活的方方面面,那么,互联网与医疗的加和也必将会大大推动医疗的变革与进步。

互联网+医疗实质上就是利用互联网的优势和特点,推动医疗创新,为解决医疗行业所面临的诸多挑战和问题提供方法、工具和路径上的支撑、支持和帮助。

目前,无论是从患者、医生,还是从医院的角度来看,我国的医疗服务行业都面临着很多痛点:从患者角度来说,看病难、看病贵的问题长时期得不到解决;从医生角度来说,他们面临着医患关系紧张、工作强度大、收入低、风险高等现状;从医院角度来说,三甲医院超负荷运营,被迫扩张并且管理难度加大,而基层医院和民营医院则门可罗雀,医疗资源分布和利用的不均衡问题异常严重。

总之,医疗质量及安全、高昂的医疗费用、医疗的可及性和公平性是世界医疗面临的难题。我国人口众多,医疗水平与发达国家有不少差距,问题尤为严重,因此到了非改革不可的地步。

众所周知,与其他行业相比,医疗是一个极其特殊的行业。其特殊性首先在于医疗是直接地、毫不迂回地、重重地触碰着人类最在意的两样东西:生命与金钱。因此,医疗行业整体对新技术的接受是慎重的、保守的,甚至是落后于其他行业的,并且医疗又是受到严格监管的。这些特点决定了医疗改革的道路上必然是布满荆棘,困难重重。

幸运的是,我们正处于互联网及移动网络飞速发展的时代。现代通信技术、移动终端、云计算、物联网、大数据在内的现代互联网技术,正带来人类历史上又一次深刻而伟大的变革。现代互联网技术几乎已成为可以与世界上任何事物、各行各业接轨融合的、泛化的"万能性工具",这就是"互联网+"。例如:教育和互联网相"加"发展起了远程教育,金融和互联网相"加"结出了互联网金融之果等等。

二、互联网+医疗助推医疗改革

我们不禁要问，对于医疗这个敏感而特殊的行业，"互联网+医疗"行得通吗？

正如我们所体验到的，互联网已经并将继续以其开放性、公平性、无处不在、社会化、广泛性等特点，给我们日常生活的方方面面都带来便利。这些特点正是传统医疗中所缺乏的，它们能够极大地解决医疗的痛点和难题，所以"互联网+医疗"是未来医疗健康服务业的必然趋势。

那么互联网和医疗如何加起来才能有效地推动医疗的改革和创新呢？

解决医疗改革、医患关系问题的核心首先是医疗文化的变革。变革中两个最重要的角色就是医生和患者。传统的医疗只注重医生，而忽略了患者的角色。

目前世界各国均面临着"家长制"的医疗文化，然而随着互联网及移动设备的普及，患者的医疗知识及能力得到了很大的提升，他们借助互联网、移动应用等多种渠道上的医疗资源积极参与到自己的医疗之中。患者不断参与自己的医疗，并提出问题来挑战医生的权威，固有的医患关系正在悄然发生着改变。我们将这种转换了角色的患者称为"e-患者"。

很多医疗机构、医疗专业人员对于"e-患者"的到来感到些许恐慌，因为他们还没有做好准备。患者的提问和参与会令不少医生感到恼火和厌烦。假如我们转变思想，让患者及其家属能够充分参与自己的医疗，不仅能够建立起良好的医患伙伴关系，还能极大地减轻医生的工作量。尤其在慢性病治疗和疾病管理中，患者的生活方式（lifestyle）和依从性，在很大程度上决定了治疗的有效性。可以说，良好的医疗效果离开患者的参与、依从和配合是无法想象的。

除了e-患者自身利用互联网进行医疗知识的搜索、查询和交流之外，我们的医疗机构还可以主动地利用互联网技术为他们创建在线患者决策助手（online Patient Decision Aids，简称PDA）。决策助手使得患者可以与医生一道共同作出知情的、基于价值的决定。决策助手向患者或家属提供有关疾患的知识、案例，并以证据为基础，公正地列出利弊，可以帮助患者和家属更加了解他们的选择所造成的影响。有了特定的知识，患者和家人就可以更好地参与到诊疗的共同决策（shared decision making）这一过程。

如果患者和家属努力使自己成为e-患者，成为聪明的患者（smarter patients），积极主动地参与自己的医疗，而医生使自己成为聪明的医生（smarter physicians），耐心认真地听取患者的疑问并提供相应的信息，协助患者进行医疗决策和疾病管理，那么棘手的医患关系问题将迎刃而解，我们所共同期望的美好愿景就会成为现实。

　　传统医疗中，医院、医生、患者之间相互信任的程度较低，医患交流困难。互联网时代充分利用网络的社交性，快速建立起人与人之间的信任感，产生同类角色的聚集。例如：对于患者来说，他们可以找到和自己病情或者症状类似的病友，或者已经成功治愈者，获得相关的经验分享。同时，他们还能交流用药经验，挑选医院、科室、医生的经验，甚至交流感受以及相互关怀，从而产生极强的黏性（美国的 Patientslikeme.com 就是一个非常成功的范例）。

　　传统医疗中另一个亟待解决的痛点和难点是医疗的碎片化，这是造成医疗效率低下、资源浪费以及费用高昂的根源。互联网的开放性和互联性是解决医疗信息孤岛，促进医疗信息的再利用、医疗信息共享及互操作的前提条件。

　　如果能将互联网的广泛性和开放性优势加以充分利用，医疗的可及性和公平性问题亦可得到一定程度的改善。患者将不必长途跋涉去医院，不必长时间排队等候，医疗信息不对称、医疗资源地区分布不均、老龄化、慢病的有效治疗与管理等问题也将得到极大的缓解。

　　互联网+医疗的结果还应该是医疗健康数据的充分流动和利用。正如美国克利夫兰医院的总裁兼 CEO 科斯格罗夫所言："不管我们的医院或医生喜欢与否，愿意与否，医疗都将会从熟练艺术进化成数据驱动的科学……"。解决数据的孤岛现象，解决医疗和医疗信息的碎片化，充分发挥由患者产生的数据（Patient-generated Data）的价值，实现医疗数据的再利用并为医疗服务提供全方位的决策支持，唯有实现数据的互联互通，别无他途。数据的联与通以及分析利用，对于临床操作、药物研发、公众健康、慢性疾病管理等方面都有着巨大而积极的作用。利用互联网来强化医疗数据的分析利用和创新，对于整个医疗生态圈中的各类干系方均可为之。例如，政府主管部门或医生群体可以创建某些特定疾病的在线登记平台（registry），对疾病数据进行分类权威统计，增强医疗人员、卫生主管部门和公众对特定疾病的认知，改善对疾病的诊断、管理和预防，降低发病率和死亡率，促进对特定疾病的研究和药物研发。

　　"互联网+医疗"最直接的产物是云电子病历、患者门户、医生门户、症状与疾病匹配工具、远程医疗、虚拟就诊、移动医疗、居家远程监测与护理等等。而随着目前国家相关政策的逐步放开，互联网在医疗行业的利用施展空间必将会越来越大。

　　毋庸讳言，实现互联互通的瓶颈或最大障碍之一就是标准的不完善或缺失，因此，欲使互联网+医疗更加成效显著，必须建立和完善医疗信息交换和互操作所必需的术语标准、内容交换标准、隐私保护和信息安全这三大标准体系。对此，美国联邦政府的"有意义地使用经认证的电子健康档案计划"也许可以为我们提供一些思考空间和借鉴。

三、互联网+医疗面临的困难和挑战

当然,我们也要看到,"互联网+医疗"的发展进程中,也正在和将要面临不少困难和挑战。例如:监管困难、政策不明晰、模式不够成熟和当前医院体制现状的困扰。

此外,我们必须清醒地意识到,由于互联网的开放性,以及"互联网+医疗"完全依赖于数字化信息和先进科技,也会弊端丛生。这其中最大的弊端便是加大了遭受网络攻击、个人隐私泄露的风险。因此,我们也许可以参考和借鉴美国HIPAA法(健康保险流通与责任法)中的有关内容,制定我国自己的、在互联网和新技术广泛应用条件下的患者隐私保护和医疗信息安全法规,采取恰当的行政管理措施、物理措施以及技术措施来确保电子医疗信息在存储、交换及互操作过程中的安全,并对违法行为作出相应的惩罚。

因此,"互联网+医疗"不能理解为医疗诊治和互联网的简单相"加",不能直接等同于"互联网医疗"。它应该是趋利避害的加和,是能够产生协同效应的融合,是利用互联网的优势解决医疗痛点的支持式联姻,是有助于医疗创新的助推式整合,是解决医疗行业各干系方之间交流与沟通问题的桥接,是以最有效的成本交付优质的医疗服务为其"加和"之目标。

四、结语

在医改步入深水区之际,"互联网+医疗"必将推动和催生医疗的创新,有利于数据的交换、互操作以及分析利用,有望实现互联网与医疗之间"1+1>2"的协同效应,也一定会从根本上强化医-患、医-医、患-患关系,改变医疗行业的整体运作方式,优化和改变传统的诊疗模式,推动新的医院精细化管理的新模式、新系统的涌现,最终为有效提高医疗质量、降低医疗费用、改善医疗可及性和公平性等提供创新性支撑。让我们拭目以待吧!

后　　记

　　科学技术是第一生产力。纵观历史，人类文明的每一次进步都是由重大科学发现和技术革命所引领和支撑的。进入 21 世纪，科学技术日益成为经济社会发展的主要驱动力。我们国家的发展必须以科学发展为主题，以加快转变经济发展方式为主线。而实现科学发展、加快转变经济发展方式，最根本的是要依靠科技的力量，最关键的是要大幅提高自主创新能力。党的十八大报告特别强调，科技创新是提高社会生产力和综合国力的重要支撑，必须摆在国家发展全局的核心位置，提出了实施"创新驱动发展战略"。

　　面对未来发展之重任，中国工程院将进一步加强国家工程科技思想库的建设，充分发挥院士和优秀专家的集体智慧，以前瞻性、战略性、宏观性思维开展学术交流与研讨，为国家战略决策提供科学思想和系统方案，以科学咨询支持科学决策，以科学决策引领科学发展。

　　工程院历来重视对前沿热点问题的研究及其与工程实践应用的结合。自2000 年元月，中国工程院创办了中国工程科技论坛，旨在搭建学术性交流平台，组织院士专家就工程科技领域的热点、难点、重点问题聚而论道。十年来，中国工程科技论坛以灵活多样的组织形式、和谐宽松的学术氛围，打造了一个百花齐放、百家争鸣的学术交流平台，在活跃学术思想、引领学科发展、服务科学决策等方面发挥着积极作用。

　　中国工程科技论坛已成为中国工程院乃至中国工程科技界的品牌学术活动。中国工程院学术与出版委员会将论坛有关报告汇编成书陆续出版，愿以此为实现美丽中国的永续发展贡献出自己的力量。

中国工程院